D1663748

Die bindungsenergetische Therapie Band 2 und 3

Michael Munzel

Zufrieden, zuversichtlich und bei klarem Verstand

Wie die Herztherapie psychische Gesundheit festigt

Michael Munzel

1965 geboren, entwickelt er die Grundlagen der bindungsenergetischen Therapie seit dem Jahr 2000.

Bereits im Jahr 2009 erschien mit „In besseren Kreisen" ein erster Überblick über die Bindungsenergetik im Doris Maria Schweigstill Verlag.

Michael Munzel arbeitet als Psychologe, Supervisor und Ausbilder im Zentrum für Bindungsenergetik in Bremen. Dort lebt er auch mit seiner Frau Bettina und seinen beiden Söhnen Janek und Julius.

Die bindungsenergetische Therapie Band 2 und 3

Michael Munzel

Zufrieden, zuversichtlich und bei klarem Verstand

Wie die Herztherapie psychische Gesundheit festigt

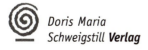
Doris Maria
Schweigstill **Verlag**

Impressum
Michael Munzel:
Zufrieden, zuversichtlich und bei klarem Verstand
Wie die Herztherapie psychische Gesundheit festigt
Die bindungsenergetische Therapie Band 2 und 3

Originalausgabe
1. Auflage 2013
© Doris Maria Schweigstill Verlag, Bremen
Alle Rechte vorbehalten
www.schweigstill-verlag.de

Umschlaggestaltung: cs print consulting GmbH, Berlin
Satz: cs print consulting GmbH, Berlin
Druck: fgb · freiburger graphische betriebe
ISBN: 978-3-941487-02-4

Inhalt

Band 3 – Im Grunde fühle ich mich wohl

Vorwort

Das vorliegende Buch handelt von motivierenden Gefühlen und von Begabung. Es befasst sich mit Eigeninitiative und Eigenaktivität. Es dreht sich um psychische Gesundheit und Wohlergehen. Zusammengefasst: „Zufrieden, zuversichtlich und bei klarem Verstand" zeichnet die Entwicklung der bindungsenergetischen Therapie nach, wie sie sich seit dem Erscheinen von „In besseren Kreisen" im Jahre 2009 vollzogen hat. Ich habe mich entschieden, gleich zwei Bände der geplanten Reihe zu den Grundlagen der bindungsenergetischen Therapie in einem Buch zu veröffentlichen, weil sie meines Erachtens untrennbar zusammengehören.

Im Band 2 „Motivierende Gefühle wecken" werden die Eckpfeiler der therapeutischen Methode dargestellt. Im Band 3 „Im Grunde fühle ich mich wohl" habe ich wiederum Sinn und Zweck dieser Therapie beschrieben und meine Grundbegriffe von psychischer Gesundheit und Wohlbefinden entwickelt.

Die Bände 2 und 3 bilden das Kernstück der bindungsenergetischen Therapie. Sie beschreiben, wie die Festigung von Gesundheit und Wohlbefinden verstanden und wie der Weg dorthin beschritten wird.

Die dabei verwendeten Anschauungsbeispiele gründen allesamt auf meiner Tätigkeit als Ausbilder, Supervisor und Therapeut. Sie sind gleichzeitig frei erfunden, um Anonymität zu gewährleisten und die Integrität meiner Klienten bzw. Patienten nicht zu verletzen.

Die Texte in Band 2 „Motivierende Gefühle wecken" stehen alle für sich und können entsprechend in beliebiger Reihenfolge und zu jedem Zeitpunkt gelesen werden. Band 3 „Im Grunde fühle ich mich wohl" ist dagegen als ein Gesamttext angelegt.

Ganz gleich, wie Ihnen das Lesen Freude bereitet, am Ende würde ich mit Ihnen gerne eine Einsicht teilen: *Klarer Verstand, Zufriedenheit und Zuversicht sind für psychische Gesundheit und Wohlbefinden unverzichtbar!*

Aus diesem Grunde steht die bindungsenergetische Therapie für das Bestreben, eine möglichst unerschütterliche Grundzufriedenheit aufzubauen. Sie möchte eine gewachsene Zuversicht hervorbringen und den eigenen Verstand als Werkzeug zur Verfügung stellen. In ihrem Zusammenwirken erzeugen Klarheit, Zuversicht und Zufriedenheit eine robuste psychische Gesundheit, die genug Widerstandskraft besitzt, um vergangener Not zu widerstehen und einer ungewissen Zukunft die Stirn zu bieten.

Einleitung

Mit Band 2 „Motivierende Gefühle wecken" – aus der Reihe „Grundlagen der bindungsenergetischen Therapie" – lege ich nun meine Therapiemethode dar. Insbesondere die Methode „Hand auf dem Herzen" führte in der Vergangenheit zu Interesse und Faszination, aber auch zu Missverständnissen und Fehlinterpretationen. Deshalb bin ich höchst erfreut und erleichtert, meine eigene Sicht der bindungsenergetischen Therapiemethoden zu Papier gebracht zu haben und Einblicke in die Dimensionen zu geben, welche die Natur zu emotionalen Bindungen öffnet. Ich habe für Band 2 „Motivierende Gefühle wecken" vier eigenständige Textbeiträge ausgewählt, die zusammengenommen ein deutliches Bild der methodischen Möglichkeiten zeichnen. Damit wird gleichzeitig die Frage beantwortet, mit welchen Mitteln die Auswirkungen prägender Erfahrungen (die in Band 1 dieser Reihe beschrieben werden) in der bindungsenergetischen Therapie behandelt werden.

Ich verfolge auch in Fragen der Methodik die konsequente Linie, aus dem Verständnis von emotionaler Bindung eigene Begriffe abzuleiten und daran angepasste psychotherapeutische Instrumente zu entwickeln. Die Themenbereiche „Motivation", „Begabung", „Eigensinn" (bzw. „Wahrnehmungsstärke") sowie „Binden und Bewegen" beinhalten viele interessante Aspekte, um Menschen aus unterschiedlichsten Bereichen anregende Lesestunden zu bieten. Dennoch wollte ich es nicht mit dem zweiten Band bewenden lassen. Ich fühlte mich mit ihm, als würde ich „nur auf einem Bein stehen". Schließlich ist eine Therapiemethode nur ein Instrument. Logischerweise drängte sich mir bei dessen Einsatz die Frage nach dem „Wofür" nachhaltig auf.

Aus diesem Grund habe ich mich entschlossen, Band 3 direkt anzuschließen. Die Sache steht somit wieder auf zwei Beinen, weil im dritten Band die Komplexität des Wohlbefindens und die therapeutische Handhabung vor den Augen des interessierten Lesers ausgebreitet werden. Mit den Ausführungen zur Grundzuversicht, zur Grundzufriedenheit und zum klaren Verstand nimmt eine Herzensangelegenheit Gestalt an. Im Band 3 „Im Grunde fühle ich mich wohl" wird die bindungsenergetische Therapie als ein *gesundheitsorientierter* Therapieansatz erkennbar, der auf körperliche Zufriedenheit, stabile Zuversicht und klaren Verstand zielt.

Insgesamt beantwortet das Buch „Zufrieden, zuversichtlich und bei klarem Verstand" sowohl das „Wie" als auch das „Wofür" der bindungsenergetischen Therapie. Es bildet somit das Fundament, auf dem meine weitergehenden Überlegungen und Einsichten – in den noch ausstehenden Bänden – errichtet werden können.

Michael Munzel

Bremen, Oktober 2013

Motivierende Gefühle wecken

Motivierende Gefühle wecken
Das Herz-Kreislauf-System als Zugang zu motivierenden Grundgefühlen

Die Geburtsstunde der bindungsenergetischen Therapie ist das Frühjahr 2000. In dieser Zeit probierte ich erstmalig, mithilfe der ruhenden Hand auf dem Herzen gezielt emotionale Prozesse zu vertiefen. Das Besondere an dieser Art der gefühlvollen Kontaktaufnahme besteht darin, die Berührung voll und ganz den Bewegungen zu widmen, die vom Herzen und seinem Kreislaufsystem ausgehen.

Seitdem ist die ruhende Hand für die bindungsenergetische Therapie so sinnbildlich wie die Couch für die Psychoanalyse. Die Absichten hinter dieser Intervention sind vielfältig. Ursprünglich wollte ich eine therapeutische Methode anwenden, die belastende Grundgefühle (beispielsweise Angst, Wut, Kränkung, Demütigung etc.) nicht auch noch durch die Methode verstärkt. Eine knifflige Aufgabe. Ich suchte nach einer Methode, die den Menschen in Bewegung setzt, ohne diese Grundgefühle zu mobilisieren.

Meine Methode sollte sich den besonderen Nutzen erhalten, den der Körper für den psychischen Bereich besitzt. Denn der Körper kann bekanntlich emotionale Prozesse vertiefen, die den Menschen von innen her bewegen und berühren. Die Hinzunahme des körperlichen Erlebens in den Bereich der Psychotherapie erweitert die therapeutischen Einflussmöglichkeiten durch Worte erheblich. Außerdem wusste ich aus unterschiedlichen therapeutischen Zusammenhängen, dass eine beruhigende Einflussnahme über den

Körper zur emotionalen Stabilität eines Menschen beiträgt. Sie wirkt entemotionalisierend. Gefühle können sich dann erst einmal setzen. Die ruhende Hand auf dem Herzen bewirkt eine Selbstberuhigung.

Diese Selbstberuhigung und das damit verbundene Nachlassen starker und störender Gefühle können zu erhöhter innerer Klarheit beitragen. Sie dient damit dem Gesprächsverlauf, der mit freiem Kopf wesentlich fruchtbarer ist.

Die ruhende Hand auf dem Herzen ist seit alter Zeit ein Symbol für einen konstanten Einfluss, für eine emotionale „Brücke" zwischen dem Innenleben des Behandelten und der therapeutischen Wahrnehmung. Gleichzeitig wandelt sich das therapeutische Verständnis über die inneren Vorgänge und die therapeutischen Möglichkeiten beträchtlich, während Behandelte und Behandelnde die „innere Brücke" wieder und wieder überqueren.

Als ich diese konstante Wirkung der Herzbehandlung feststellte, freute ich mich sehr über die Chance, Zugang zu der zu behandelnden Person zu finden. Die Patienten konnten durch diesen Herzkontakt leichter zu sich selbst kommen und erhielten damit auch mehr Klarheit über ihr Gefühlsleben. Im Laufe der Zeit kristallisierte sich dann heraus, dass über die Herztherapie ganz spezifische Grundgefühle angesprochen werden können.

Die Vertiefung des Selbsterlebens vom Herzen her soll einen sicheren Zugang zum Bereich der motivierenden Grundgefühle ermöglichen. Selbstsicherheit und Motivation anzeigende Grundgefühle (wie Freude oder Mut) sind damit gezielt stimulierbar.

Ein ungeahntes Reich therapeutischer Möglichkeiten lässt sich durch diese kleine Tür öffnen: die Verbundenheit zum körperlichen Herzen.

Das Herz, das in allen großen Religionen und von vielen großen Geistern der Menschheitsgeschichte gepriesen wird, hat nicht nur eine Bedeutung für die körperliche Gesundheit. Das Herz ist Symbol und Zentrum gesunder psychischer Prozesse, die von gesunder Motivation getragen sind.[1]

Was das Herz bewegt

In der Psychotherapie haben Emotionen einen hohen Stellenwert. Sie sorgen für Verbundenheit, binden sich an Bewegung und prägen die eigene Motivation.[2] Aus diesem Grund schenke ich den emotionalen Wirkungen größte Aufmerksamkeit, denn der therapeutische Erfolg hängt entscheidend davon ab, wie sich im Laufe der Behandlung die emotionale Verfassung meiner Klienten bzw. Patienten[3] verändert.

Bei meinen tiefenpsychologisch fundierten Therapieausbildungen, die ich während und nach meiner Studienzeit in Berlin absolviert habe, lernte ich Methoden kennen, die alle darauf ausgerichtet waren, den Menschen über seine Gefühle zu erreichen und zu gefühlsmäßig getragenen Erkenntnissen zu kommen. Im Rahmen

---

1 Beispielsweise vom Dalai Lama in: Hopkins, J. (2004).
2 Die Definition von „Emotion" und ihre Unterscheidung von Gefühlen und vom Wollen sind in der Literatur nicht einheitlich geklärt. Für den hier gestellten Rahmen, der in der therapeutischen Praxis zwischen diesen psychischen Elementen differenzieren muss, ist besonders wichtig, dass Emotion mit physiologischer Erregung verknüpft ist und folglich einen Bezug zum Körper herstellt. Außerdem ist wesentlich, dass die im Folgenden besprochenen motivierenden Gefühle bereits einer umfassenden kognitiven Verarbeitung folgen, die sich in Gefühlen äußern, die einen öffnenden und sichernden Realitätsbezug herstellen: etwa Freude oder Vertrauen.
3 Der Begriff „Patient" betont, dass im Rahmen einer Therapie ein heilsamer Einfluss auf ihn ausgeübt wird. Der Begriff „Klient" betont hingegen, dass dies unter aktiver Mithilfe und durch eigenes Dazulernen geschieht.

des Gemeindeprojektes bei meinem Psychologiestudium an der Freien Universität Berlin sammelte ich Erfahrungen in weiteren unterschiedlichen Methoden.

Bei meinem Projekt zur psychologischen Begleitung von an Krebs erkrankten Menschen wurde der therapeutische Schwerpunkt auf Bewältigungsstrategien gelegt, auf verständnisvolle Gesprächsführung sowie auf Konfrontation mit Verhaltensweisen, die sich gesundheitsschädlich oder belastend auswirken.
Viele Therapien nutzen dafür das Wort, die Therapeuten besprechen emotional „besetzte" Themen. Darin enthaltene Emotionen werden bewusst und die damit verknüpften Inhalte können verarbeitet und bewältigt werden.
Auch Entspannungstechniken können emotionale Prozesse beeinflussen. Wieder andere therapeutische Verfahren greifen auf Atemtechniken zurück oder nutzen spezifische körperliche Techniken, um zurückgehaltene Emotionen anzusprechen.[4] Auch die Konfrontation mit unbewussten Botschaften ist dazu geeignet, Emotionen ins Bewusstsein zu befördern.

Da alle diese Methoden offensichtlich positive Wirkungen erzielen können, suchte ich eine methodische Vereinheitlichung, welche die Verbindung von Emotion, Denken und Handlung betont. Ich wollte die bindenden Kräfte zwischen diesen Teilbereichen begreifen und methodisch nutzen. Alle mir bekannten therapeutischen Methoden sollten psychische Belastungen und problematisches Erleben thematisieren.
Eine *Methode,* die *zuerst* Freude hervorlockt oder Hoffnung schöpfen lässt, war damals für mich nicht vorstellbar. Selbstverständlich war gesteigerte Lebensfreude ein allgemeingültiges therapeutisches Ziel. Jedoch war die Lebensfreude kein Grundgefühl, mit dem sys-

---

4 Siehe Lowen, A. (2006).

tematisch operiert werden konnte. Freude sollte aufkommen, weil Belastungen wegfallen. Sie war jedoch nicht der therapeutische Ansatz, um psychische Belastungen zu beseitigen. Deshalb wollte ich mich der therapeutischen Bedeutung und Anwendung solcher motivierenden Grundgefühle zuwenden, da sie mein entscheidendes methodisches Kriterium erfüllten: *Sie bewegen den Menschen und mobilisieren dennoch keine belastenden Grundgefühle.* Die bindungsenergetische Herztherapie spricht die Gefühle eines Menschen auf eine ganz spezifische Weise an. Klassischerweise ruht dabei die Hand direkt auf dem Herzen der zu behandelnden Person und der Therapeut erspürt dessen innere Verfassung. Obwohl das Herz in Zusammenhang gebracht wird mit Hoffnung, Liebe, Glaube, Mut, Frieden, Hingabe und Sehnsucht, fällt es den meisten Menschen dennoch schwer, sich vorzustellen, dass die Druckwellen vom Herzen (allgemein als Herzschlag bekannt) einen gravierenden Einfluss auf diese haben. Doch genau diese Erfahrung bestätigt jede Herzbehandlung.

Jede Therapie hat ihre eigene Art und Weise, Emotionen anzusprechen. Das Spezielle an der bindungsenergetischen Herztherapie besteht darin, dass durch die Orientierung am Herzschlag – bei gleichzeitiger Öffnung der Wahrnehmung für das eigene Herz – *Bewegung und Gefühle* entstehen.

Für die Therapie ist es zufriedenstellend, wenn es überhaupt möglich ist, Grundgefühle direkt anzusprechen. Suche ich aber nach Erklärungen in der Literatur, dann stoße ich auf die verschiedensten Ansätze. Ein Erklärungsansatz aus der östlichen Tradition besagt, dass vom Herzen heilende Kräfte ausgehen. Die Akkupunktur ist hier der wohl bekannteste Vertreter. Einen weiteren Erklärungsansatz bietet die körperorientierte Psychotherapie, die sich nach den Arbeiten von Wilhelm Reich entwickelt hat. Sie basiert auf der Annahme, dass der Pulsschlag des Herzens einer spezifischen

Energie entspringt, die durch Pulsation zum Ausdruck kommt. Schließlich fand ich auch eine elektromagnetische Erklärung, aus der sich die positiven Wirkungen einer Herzbehandlung erklären lassen. Sie besagt, dass die elektromagnetische Kraft jedes Herzens auf die Vorgänge im Gehirn *übertragen* wird. So gesehen besteht die Hauptwirkung der Hand auf dem Herzen in einer Verstärkung. Diese Verstärkung der Druckwellen, die über das Blut vom Herzen ausgehend auf das Gehirn einwirken, erreichen auf einem physikalischen Weg höhere Gehirnzentren. Dort werden Emotionen, Denken und Entscheidungen weiterverarbeitet. In bestimmten Versuchsanordnungen wurde nachgewiesen, dass die elektromagnetischen Wellen im Gehirn entschlüsselt werden können. Die Forscher stellten fest, dass die Wahrnehmung unter Herzeinfluss zu höherer Wertschätzung und zu größerer Kohärenz führt. Die Autoren verweisen dabei auch auf die Herzgefühle Liebe oder Vergebung und versuchen sie praktisch anzuwenden.[5]

Auf der Suche nach weiteren Erklärungen begegnete ich immer wieder auch Hinweisen auf das vegetative Nervensystem. Ihm wird eine zentrale Vermittlerrolle zugesprochen, wenn es um den körperlichen Zugang zum Gefühlsleben des Menschen geht.
Bereits seit den Dreißigerjahren des letzten Jahrhunderts war bekannt, dass – etwa durch die Anwendung von Atemtechniken oder durch bestimmte Körperübungen – das vegetative System sowohl Entspannungsimpulse vermitteln kann als auch an der Erzeugung erhöhter innerer Spannung entscheidend beteiligt ist. Auf beiden Wegen können Emotionen hervorgelockt werden.

Viele Jahre wurden verschiedenste Techniken zur emotionalen Beeinflussung des vegetativen Nervensystems eingesetzt. Sie haben mich gelehrt, dass die dabei angesprochenen Emotionen zumeist

---

5   Vgl. Childre, D./Martin, H. (2012), S. 55–68.

erlittene Not zum Ausdruck brachten. Die körperorientierten Methoden erzeugten nicht direkt aufbauende Grundgefühle (wie zum Beispiel Vertrauen, Mut, Hoffnung etc.), sondern sie versuchten, durch die Überwindung von Not zu diesen zu gelangen. Die Realitäten, von denen diese emotionalen Geschichten erzählten, waren von Mangel geprägt. Sie prägten auch den Inhalt der Therapie.[6]

Es versteht sich von selbst, dass innerhalb eines therapeutischen Rahmens keine wissenschaftlichen Instrumente zum Einsatz kommen. Vielmehr vermitteln Rückmeldungen der Behandelten, dass sie sich verbundener oder geborgener fühlten und dass sie die emotionalen Fähigkeiten des Therapeuten spüren konnten. Dieses Feedback bietet die tatsächliche Einordnung und Korrektur der ablaufenden Prozesse.

Auch durch die ruhende Hand auf dem Herzen können Grundgefühle aus dem körperlichen Erleben wahrgenommen werden. Interessanterweise sind diese herzverbundenen Gefühlslagen solche, die auch im üblichen Sprachgebrauch dem Herzen zugeordnet werden: Herzvertrauen, Herzensruhe, Herzensfreude.

Es entsteht Herzoffenheit. Für die Wirksamkeit der Herztherapie sehe ich als ausschlaggebend an, dass die herzverbundenen Zu-

---

6 W. Reich war einer der ersten Pioniere, die das vegetative Nervensystem im psychotherapeutischen Zusammenhang einbezogen. Aus seinem Verständnis von vegetativen Prozessen entwickelten sich bekannte körperorientierte Therapiemethoden, die von Reich inspiriert waren. Reich selbst berief sich auf den österreichischen Internisten Friedrich Kraus, der sich dem Studium des vegetativen Nervensystems widmete. Für die bindungsenergetische Therapie nehme ich in Anspruch, dass das von Reich postulierte vegetative Empfinden die Fähigkeit beschreibt, welche von den Bindungsforschern wie Ainsworth mit Feinfühligkeit beschrieben wird. Feinfühligkeit ist innerhalb dieser bindungsorientierten Therapieform ein wesentliches Instrument.

stände unabhängig von der bestehenden emotionalen Verfassung und den damit verbundenen Erfahrungen zur Wirkung gebracht werden können. Diese „Zustände", die sich – wenn ich mein Empfinden zugrunde lege – aus der Bewegung des Herzens herauskristallisieren, sind von großer *Fülle*. Die Herzbehandlung offenbart, was für eine Fülle von Möglichkeiten und Fähigkeiten in jedem Menschen vorhanden ist.

Aus ihnen lässt sich schöpfen. Die Methode erinnert an Grundgefühle, die gelungene emotionale Bindung verstärkt zum Ausdruck bringen: „Ich bin voller Dankbarkeit", „Ich bin voller Freude", „Ich schütte mich aus vor Lachen", „Ich bin voller Leidenschaft", „Ich bin voller Liebe" etc. Solche emotionalen Grunderfahrungen werden intensiver erlebt und geteilt. Sie schaffen einen scharfen Kontrast zur vorhandenen Not und zu den damit verbundenen inneren Mangelzuständen.

Insbesondere zwei Wirkungen der herzverbundenen Emotionen macht sich die bindungsenergetische Therapie zunutze.

Zum einen bauen herzverbunde Grundgefühle den Menschen auf und fördern damit die Einbindung und das Mitteilen in die soziale Wirklichkeit des behandelten Menschen. Zum anderen wirken die durch Fülle gekennzeichneten Gefühlszustände entemotionalisierend auf bedrohliche und belastende Vorgänge.

Die erstgenannte Wirkung ist in der Natur der herzverbundenen Grundgefühle begründet. Mit Mut, Humor oder Harmonie (um ein paar weitere Beispiele zu nennen) geht die erfüllte Person „aufgebaut" und gestärkt ins Leben.

Herzverbundene Grundgefühle bewirken einen Abstand zu sich selbst und zu anderen, sodass „blind" wirkende Gefühle (wie Wut, Hass, Angst, Ärger, Neid, Enttäuschung, Kränkung, Verletzungen etc.) erkannt werden können.

Auf diese Weise macht die Herztherapie meiner Beobachtung nach zwei Gruppen von Grundgefühlen sichtbar: zum einen die „frischen" herzverbundenen Gefühle, die unbelastet das emotionale Herz bewegen wie etwa frischer Mut oder neue Hoffnung. Diese eröffnen einen *motivierenden Zugang* zur Welt. Zum anderen Emotionen, die mit früheren Erfahrungen verbunden sind: von Glückserlebnissen bis hin zu tiefen Enttäuschungen, von „sich verletzt fühlen" bis hin zu unvergesslichen Berührungen.

Der Fokus der Herzbehandlung liegt **auf den Inhalten, die sich aus den „frischen", neu belebten und herzverbundenen Grundgefühlen ergeben. Für sie alle gilt, dass sie den Menschen motivieren.** Auftauchende Sehnsucht etwa wird dem Betroffenen vor Augen führen, was er vermisst. Aus dieser emotionalen Lage heraus wird nach neuen Erfahrungen Ausschau gehalten. Die Frau oder der Mann mit Sehnsucht möchte wieder etwas vom Leben. Das Gespräch dreht sich nicht um „emotionale Katastrophen" oder Belastungen. Erst einmal wird eine Perspektive auf der Basis des inneren Bewegtseins ersichtlich. Dennoch werden tief sitzende, prägende Erfahrungen nicht übergangen oder ignoriert. Es geht also nicht darum, unter allen Umständen positiv zu denken. Auf Basis der Sehnsucht werden nicht nur neue Aussichten geschaffen.

Zwangsläufig wird die Sehnsucht vom Herzen auch die Erinnerung an frühere Sehnsüchte und ihr Schicksal hervorbringen. Eine Aufarbeitung ist dann im Zusammenhang mit einer sich neu öffnenden Perspektive verbunden.

Für die Herzbehandlung ist es typisch, dass negativen Grundeinstellungen und demotivierenden Gefühlen eine aktive Kraft, die von innen her wirkt, entgegengestellt wird. Beispielsweise hat die negative Einstellung die Haltung „Ich brauche niemanden" gebildet. Sie ist deshalb negativ zu nennen, weil sie aus Enttäuschungen geboren wurde. Mag dieser Mensch die Welt wieder und wieder mit den Augen der Enttäuschung sehen und deshalb zu Wutanfällen neigen, dann stellt der Herzzugang dennoch – durch das Wecken der Sehnsucht – der Grundenttäuschung eine aufbauende emotionale Kraft entgegen. Statt zuerst die Enttäuschungen und Wutereignisse zu besprechen und zu lösen, wird erst einmal mit der neuen Sehnsucht eine emotionale Grundlage geschaffen, die den Menschen wieder damit verbindet, was ihm etwas bedeutet. Zusätzlich ist es möglich, alte Enttäuschungen, die mit früheren Sehnsüchten verbunden sind, zu verarbeiten – aber auf der Basis der wiedererwachten, motivierenden Sehnsucht und der durch sie gewonnenen emotionalen Kraft. Von der Sehnsucht des Herzens **ausgehend** werden beide „Gefühlsgruppen" vorangebracht: auf der einen Seite die ureigenen und gegenwärtigen Sehnsüchte, welche den Blick nach vorne und auf die Welt richten lassen, eine zukunftsweisende emotionale Erfahrung, die verhindert, in vorhandenen Enttäuschungen zu versinken. Und zum anderen die Auflösung von Enttäuschungen, die vom Standpunkt „herzerfrischender" und neu aufkommender Sehnsucht aus relativiert werden können. Neu geweckte Sehnsucht lässt den Menschen wieder erkennen, dass er immer noch Sehnsüchte hat, auch wenn es grundlegende Enttäuschungen gab. Auf der Basis dieser neu geschaffenen emotionalen Perspektive kann die vorher abgewehrte, verdrängte oder anderweitig kontrollierte Enttäuschungswut ins Auge gefasst werden, ohne dadurch allzu sehr aus dem Gleichgewicht gebracht zu werden. Die Herzbehandlung ermöglicht, wieder von Sehnsucht bewegt zu sein und nicht von grundlegender Enttäuschung. Die innere und äußere Dynamik motivierender Sehnsucht unterscheidet sich verständlicherweise erheblich von der zuvor existierenden Dynamik, die von Grundenttäuschung geprägt war.

Diese Erfahrung im gerade skizzierten Fall (in dem ein motivierendes Grundgefühl aus Sehnsucht dem demotivierenden Grundgefühl aus Enttäuschung gegenübersteht) ließ sich verallgemeinern
und wurde für mich zur Grundlage der bindungsenergetischen
Methode, die *unbewältigte Erfahrungen am sichersten durch motivierende Grundgefühle heraus bewältigt. Ein solcher motivierender
Prozess ist nur dann möglich, wenn die Methode solche aufbauenden
und motivierenden Grundgefühle auch zugänglich und erfahrbar
machen kann.*

Sich an motivierenden Grundgefühlen orientieren

In den letzten Jahren konzentrierte ich mich zunehmend auf einen
weiteren Tatbestand. Ich konnte beobachten, dass die herzverbundenen Emotionen etwas *in Gang setzen, was zuvor gar nicht im
Erleben und im Bewusstsein des Klienten fassbar war.* Dieses Phänomen, das In-Gang-Setzen, regte mein größtes Interesse, weil es
eine völlig neue therapeutische Option gewährte. Ich konnte etwas
in Gang setzen, was zuvor offensichtlich gefehlt hatte. Doch woher
kam dieses scheinbar Fehlende? Plötzlich zeigte sich eine Ruhe, die
vorher nie in Erscheinung getreten war – oder eine Leidenschaft
oder eine Bewegungsfreude. Erst später sah ich den Zusammenhang zur Motivationsbildung und zur eigenen Grundmotivation.

Ich stellte fest, dass die vom Herzen in Gang gesetzten Gefühle
und Gefühlszustände deutlich bestimmte Eigenschaften der Persönlichkeit hervortreten ließen und dass sie Grundgefühle zum
Ausdruck brachten. Gefühle also, die vorhanden sind, wenn der
Mensch **sich gefühlsmäßig nicht von bestimmten Ereignissen
dominiert fühlt.** Ich fand hier emotionale Bindung in Reinkul-
tur. Grundgefühle, die dokumentieren: Ich bin sicher, völlig ausgelassen und glücklich. Ich fühle mich geborgen und bin deshalb

rundum zufrieden. Ich bin angenommen, anerkannt und fühle mich auch so. Haufenweise innere Belege, die den Menschen ruhig schlafen lassen. Sie zeugen von Sicherheit. Das Gefühl, „sicher in der Welt sein", ist ja bekanntlich ein Hauptmerkmal von gelungener emotionaler Bindung.[7] Ich konnte eine entscheidende Feststellung machen, die sich seither tausendfach bestätigte: **Vom Herzen her lassen sich Grundgefühle ansprechen, welche den Mensch auf emotional sichere und eigenmotivierte Weise seine Realität erleben lassen.** Daher wunderte es mich nicht mehr, weshalb in den großen Weltreligionen oder auch in vielen Romanen immer wieder der Hinweis auftaucht, der Mensch solle auf sein Herz hören (auch wenn mir immer dabei der Hinweis fehlte, wie denn das Herzhören zu bewerkstelligen sei).

Meine Überlegungen schritten voran.

Emotionen stehen in einem Zusammenhang mit bereits geschehenen Ereignissen. Die Grundgefühle, die sich an die Herzbewegung binden, sorgen jedoch für eine *relative Unabhängigkeit und Unvoreingenommenheit.* Sie begründen sich aus der Individualität der Persönlichkeit und nicht aus prägenden Erfahrungen. Fühlt ein Mensch sich beispielsweise „im Grunde ausgelassen", dann fühlt er sich nicht nur so. Gleichzeitig ist die Ausgelassenheit eine ausgeprägte Eigenschaft seiner Persönlichkeit. Diese Ausgelassenheit wird dann zur inneren Bedingung, um authentisch zu sein und einen motivierten Zugang zur Realität zu finden. Das Gefühl der Ausgelassenheit ist ebenfalls verbunden mit einer relativen Sorglosigkeit, die natürlich durch belastende Umstände verloren

---

7 Die Betonung des Strebens nach Sicherheit als menschliche Grundmotivation, die deshalb bereits Bindung, Motivation und Bewegung in Beziehung setzt, findet sich in Band 1 dieser Reihe „Das erfolgreiche Streben nach Sicherheit", Munzel, M. (2011). Dort verweise ich auf die entsprechenden Bindungsforscher, die das Streben nach emotional erlebter Sicherheit bereits bei Säuglingen beschreiben.

gehen kann. Da die Ausgelassenheit aber ein fester Bestandteil der Persönlichkeit ist, lässt sie sich auch wiedergewinnen und therapeutisch nutzen, um nicht bewältigte Erfahrungen zu verarbeiten. Ein Umstand, der mich lange beschäftigte und auf den ich noch zu sprechen kommen werde.

Obwohl jedes Kind die Gefühle vom Herzen kennt, sind die meisten Menschen dennoch überrascht, sie in ihrer eigenen Brust bzw. vom eigenen Herzen ausgelöst in sich zu entdecken. Gefühle wie Dankbarkeit und Freude, Glück und Frieden, Liebe und Hingabe stellen sich üblicherweise mehr zufällig und gebunden an bestimmte Lebensereignisse ein. Selten bilden sie tatsächlich die Grundgefühle im eigenen Leben, obwohl die genannten Gefühle (das Resultat aus den Erfahrungen der Herzbehandlung) die *grundlegenden* Gefühle sind.

Sicherheit und Motivation bewegende innere Zustände sind deshalb der Schlüssel zum therapeutischen Erfolg. Sie besitzen die Eigenschaft, sichere Verbindungen von Person und Realität aufzubauen, neue emotionale Verbindungen, die wie ein Gerüst für die Zukunft wirken. Habe „ich" Hoffnung, dann sieht die Lage genauso verbessert aus, wie es besser aussieht, wenn „ich" lachen und mich freuen kann.

Sie erschaffen eine Differenzierung in der Wahrnehmung, die es leichter und klarer erkennbar macht, wo ein Mensch einen eigenen und sicheren Zugang zu seiner Lebenswirklichkeit findet. Die anderen, nicht unmittelbar herzverbundenen Grundgefühle konnte ich dann ebenfalls leichter als emotionale Abläufe begreifen, die sich an unverarbeitete Erfahrungen binden. Sie sind für bleibende demotivierende Gefühle und innere Unsicherheiten verantwortlich. Es ist gefahrlos möglich, Herzgefühlen freien Lauf zu lassen. An Noterfahrung gebundene Gefühle müssen dagegen abgewehrt und kontrolliert werden, weil sie einen Mangel signalisieren, den es zu beachten gilt. Im ersteren Fall spricht dann auch der Volksmund davon, dass jemand „seinem Herzen freien Lauf lässt" bzw. dass er oder sie „aus dem Herzen keine Mördergrube macht".

Das Wecken von herzverbundenen Emotionen setzt einem „Abwärtstrend" neuen Schwung entgegen. **Diese Emotionen haben insbesondere zwei Eigenschaften: Sie entstehen aus der eigenen inneren Bewegung und sie werden als sicher erlebt.** Sie müssen keinesfalls gebremst werden: „Ich bekomme meine Gelassenheit, meinen Frieden oder mein Glück nicht in den Griff", wäre schließlich eine unsinnige Aussage.

Eine Welt der emotionalen Offenheit, die auf herzbewegten Grundgefühlen basiert, entwickelt sich. Die Orientierung an diesen Gefühlen beinhaltet ein Schauen nach dem, was mir wohltut, weil die mich bewegenden und motivierenden Grundgefühle mich dies unmissverständlich und direkt erleben lassen. Ein Umstand, der wiederum dazu führt, dass emotionaler Schwung erzeugt wird.

Das Herz ermöglicht Bewegung und Schwung, während die gebundenen Emotionen in letzter Konsequenz zu emotionaler Trägheit führen.

Der Ausdruck „herzerfrischend" fasst die Wirkung, die von der „herzmotivierten" Bewegung ausgeht, treffend zusammen.

Die Brücke zum Bindungsverhalten sehe ich darin, dass die „herzmotivierten" Bewegungen im Grunde bindungsmotivierend sind. Es lässt sich leicht beobachten, dass die Herzverbundenheit dazu führt, dass Menschen intensiver Anteil nehmen. Sie wollen hören und sich mitteilen. Sie möchten teilnehmen (oder auch nicht teilnehmen). Die herzmotivierten Vorgänge führen direkt zu den beiden Hauptpfeilern jeglichen Bindungsverhaltens: zur Anteilnahme und Teilnahme, zum Sprechen und Handeln. Die Art der Mitteilungen verändert sich.

Während die Mitteilung vom Herzen als aufgeschlossen und offen erlebt wird, „verkomplizieren" andere Emotionen das zwischenmenschliche Miteinander. Manch einer redet dann mehr als vorher und manch anderer eher weniger. Die Gemeinsamkeit besteht darin, dass sich untrüglich herauskristallisiert, was dem Einzelnen aufrichtig etwas bedeutet. Je mehr also folglich alles Herzverbundene erkannt werden kann und je häufiger diesen Herzzuständen vertraut wird, desto einfacher werden störende Gefühle, die zur Verschleuderung der eigenen emotionalen Kräfte führen, wahrgenommen – und desto leichter ist es, von ihnen Abstand zu gewinnen.

Herzoffen zu sein, heißt dann eben auch nicht, die eigenen Emotionen „rauszulassen", und auch nicht, für alles Emotionale offen zu sein.

Herzoffen zu sein, heißt vielmehr, für die Grundmotivation der eigenen Persönlichkeit offen zu sein.

Die bisherigen Ergebnisse der bindungsenergetischen Herztherapie bündeln sich in dieser Aussage:

Damit die eigenen motivierenden Emotionen bzw. Gefühlszustände so in Bewegung kommen, dass sie dem eigenen Wohlgefühl nicht widersprechen, ist es entscheidend, dass sie vom Herzen kommen.

Und vom Herzen kommen heißt, dass sie den ureigenen Grundmotiven entspringen. Die Methode, die den Herz-Kreislauf und die Herzwahrnehmung gezielt anspricht, möchte also den Menschen wieder dafür öffnen, worauf er im Innersten hofft, was er ersehnt und welche mutige Tat in ihm schlummert.

Die Grundgefühle des Herzens, die so gestärkt werden, lehren Ruhe zu bewahren und schulen **Gelassenheit.** Sie schützen davor, außer sich zu geraten. Gleichzeitig sorgen sie dafür – beispielsweise durch ausgelassene Freude –, mehr am Leben teilzunehmen.

Die Herzemotionen bilden ein Gegengewicht zu dem Einfluss von Gefühlen, die anderweitig auf einen Menschen einstürzen und die zu Gefühlsschwankungen führen können. Während die Therapie dafür da ist, destabilisierende und demotivierende Emotionalität zu beseitigen, ruht die Orientierung am emotionalen Herzen auf *verlässlichen Grundgefühlen*. Die bis zu den emotionalen Erfahrungen der Kindheit zurückreichende Orientierung richtet sich nach dem, was im Leben als verlässlich vermittelt wurde. Es hängt selbstverständlich von der jeweiligen Prägung ab, was als verlässlich und folglich als unverzichtbar erachtet wird. Im sozialen Umfeld kann es die Familie sein, ein bestimmter Arbeitsplatz, eine festgelegte Form der Religionsausübung oder auch die Verwurzelung in einer Musikrichtung. Innerlich können althergebrachte Prinzipien, überlieferte Ideale oder allgemein anerkannte Ziele bindend wirken, weil sie verlässlich erscheinen.

Die Orientierung am „emotionalen Herzen" ist dagegen nicht an solchen Sicherheiten ausgerichtet, die im Fluss der Ereignisse hinweggeschwemmt werden können. *Selbstsicherheiten* treten an die Stelle äußerer Sicherheiten. Ich werde friedlich und bin deshalb in einer guten Umgebung. Ich werde mutig und bin deshalb bereit. Ich vertraue tief und wende mich deshalb den Ereignissen zu. Ich habe Freude und möchte deshalb das Erfreuliche als Teil meines Lebens behalten.

Durch die verlässliche Natur der eigenmotivierenden Grundgefühle lässt sich mit ihnen eine Partnerschaft aufbauen, die unabhängig von den Lebensereignissen bestehen bleibt und gerade dann eine wichtige Lebensgrundlage darstellt, wenn die tatsächlichen Ereignisse den Menschen an die Grenzen seiner Möglichkeiten bringen.

Die Beziehung zu den eigenen Gefühlen wird entsprechend verlässlicher und von wachsendem Vertrauen geprägt, wenn das

Herzbewegte zur inneren Orientierung hinzugezogen wird. Es ist die Absicht der bindungsenergetischen Herztherapie, eine gesunde emotionale Basis dadurch aufzubauen, dass die eigenen „herzmotivierten" Grundgefühle immer wieder gesucht und gefunden werden.

Herzbehandlung setzt Bewegung in Gang

Jede Therapiemethode wendet ihr therapeutisches Verständnis und das daraus folgende Instrumentarium immer wieder an, um neue Strukturen und ein verändertes Befinden dauerhaft zu ermöglichen. Ich habe viele solcher Methoden kennengelernt. Probleme wurden wieder und wieder durchgegangen und neue Möglichkeiten ihrer Bewältigung besprochen. Ein Problembewusstsein entstand und das Bild vom eigenen Verhalten und von den geprägten Verhaltensmustern wuchs. Unbewusste emotionale Regungen wurden viele Male durchgegangen. Ein emotionales Bewusstsein entstand. Welche Gefühle waren an den eigenen Verhaltensweisen beteiligt? Wie steuerten sie unsere Wahrnehmung?
Ressourcenorientierte Therapie lenkt die Aufmerksamkeit auf Möglichkeiten wie auch Stärken und ermutigt ihre Anwendung. Die Kompetenzen werden deutlicher und gestärkt.
Andere Methoden gehen Ereignisse der Vergangenheit durch, Bilder werden besprochen oder visualisiert, Träume gedeutet, Erfahrung wird durch körperliche Techniken wieder belebt und erinnert. Andere setzen Ziele und versuchen dabei zu helfen, diese zu realisieren. Es gibt Therapierichtungen, welche durch die Beziehungsführung heilsam wirken wollen, indem sie ein besonderes Augenmerk auf die Beziehungsvorgänge legen. Therapeuten versuchen, durch Verständnis, Achtsamkeit, Mitgefühl und Akzeptanz Einfluss zu nehmen. Jeder therapeutisch tätige Mensch weiß

um die Größe der Schwierigkeiten und Leiden, denen er in seiner Arbeit begegnen kann.

Auf dieser Basis werden unterschiedlichste therapeutische Werkzeuge benutzt, um diese Schwierigkeiten zu bewältigen und das Leiden zu lindern.

Die Frage, der ich mich stellen muss, liegt auf der Hand. Die Entwicklung der Herzbehandlung – das neue Instrument! – stellt die Frage:

Was prägt eine Therapie aus, wenn sie wieder und wieder motivierende Grundgefühle in Gang setzt?

Stets setzt die Herzbehandlung beispielsweise Mut in Gang. In welchem Fall hat sie diese Möglichkeit? Meine Antwort: Sie kann beständig an Mut anknüpfen, wenn sie an einem im Grunde mutigen Menschen vollzogen wird, der nur durch entsprechende Ereignisse seinen Mut verloren hat.

Ich beobachte dann, wie er mit seinem Mut auch seine Selbstsicherheit zurückgewinnt. Der Behandelte erlebt bei dieser Herzbehandlung: „Im Grunde bin ich ein mutiger Mensch. Herausforderungen sind bedeutsam für mich, weil mein Mut sie sucht." Ich sehe, dass der mutige Mensch zur Tat bereit ist. Die Wirklichkeit als Herausforderung zu begreifen und sich seines Mutes sicher zu sein, schafft ein gesundes Selbstbewusstsein. Auf dem Weg dorthin erinnert das beständige Bewegen von Mut an einschneidende Erfahrung der Mutlosigkeit. Wir erfahren, wann und wo dem Betreffenden der Mut verließ oder noch heute verlässt. Derartige Grunderfahrungen sind so prägend, weil ich einen mutigen Menschen vor mir habe und Mut für ihn unerlässlich ist. Wir erfahren, welche Aufgaben für ihn eine Herausforderung sind und welche nicht. Wir erfahren gemeinsam, in welchen sozialen Kreisen sein Mut leidet oder gefördert wird. Wir erfahren, was seinen Mut weckt, welche Taten ihn locken und wann ihm der Mut so abhanden kommt, dass er nur noch aus Angst heraus handelt. Wir begreifen, welche Sicherheiten er benutzte, um erlittenen Demütigungen oder anhaltende Mutlosigkeit zu bewältigen. Der Mut ist Gradmesser für Entscheidungen und ein Freund der Beurteilung. Mut will die Tat, denn er ist erlebte Handlungsbereitschaft. Mut ist für diesen Menschen ein fester Bestandteil seiner Selbstsicherheit und ein hervorstechendes Charakteristikum seiner Persönlichkeit. Mut kann erlittene Schädigungen und überholte Sicherheiten ersetzen. Das gleiche Prinzip lässt sich auch auf alle anderen grundsätzlich motivierenden Gefühle anwenden.

Die Herzbehandlung weckt in einem anderen Fall neue Hoffnung. Sie tut dies, weil ich einen im Grunde hoffnungsvollen Menschen unter meiner Hand erspüre. Die Hoffnung bewegt ihn oder sie und aus ihr entspringen neue hoffnungsvolle Gedanken. Diese Gedanken öffnen Perspektiven. Der hoffnungsvolle Mensch erlebt sich selbst wieder als zutiefst optimistische Person. Er wird selbst wieder sicherer – und damit auch seiner Perspektiven. Zusammen treten wir Grunderfahrungen der Hoffnungslosigkeit mit neuer Hoffnung entgegen. Die „Gespenster der Perspektivlosigkeit" können durch konkrete neue Perspektiven vertrieben werden. Sie entspringen eigenen Gedanken, denen zuvor keine Beachtung geschenkt wurde. Erst die aufkeimende Hoffnung rückt sie ins Bewusstsein.

Für alle weiteren motivierenden Grundgefühle lassen sich entsprechende Verläufe erzielen: Freude und Freudlosigkeit, Leidenschaft und Leidenschaftslosigkeit, Glück und Traurigkeit, Vertrauen und Misstrauen.

Letztendlich bündeln sich alle motivierenden Grundgefühle in der stärksten mir bekannten Motivation.

Das Motiv der Liebe

Die Liebe sehe ich als die Königin unter den Grundmotiven und Motivationen. In ihrem Erleben ist alles **sicher.** Sie gibt Geborgenheit. Sie schafft Zugehörigkeit. Sie vermittelt Verbundenheit. Auch hier kann die zu behandelnde Person gemeinsam mit mir erfahren, wann und wie ihr die Liebe Auftrieb gibt und wann sie verloren geht. Sie erfährt, was sie zu tun bereit ist, damit die Liebe bleibt. Sie erfährt, wie es ist, wenn die Liebe nicht hält, was sie versprach. Wenn der Behandelte sich seiner Liebe wieder sicherer wird, dann wird emotional lebendig, wie sich Zusammengehörigkeit anfühlt und wie Motivation ihn bewegt. Auch Lieblosigkeit und Einsamkeit können so überwunden werden.

Immer wieder begegnen mir bei den motivierenden Grundgefühlen drei Aspekte:

1. *Die Selbstsicherheit wächst.* Sie wächst, weil sich herauskristallisiert, was meine ureigenen Gedanken, Gefühle, Ideen, Vorhaben etc. sind. Und sie entlarvt verinnerlichte psychische Elemente (beispielsweise prägende Bilder, Vorstellungen von Autoritäten und Gefühle von Hilflosigkeit) als Prägung, die zuvor als zu mir gehörig missinterpretiert wurde.

2. *Bisherige Sicherheiten und soziale Erfolgssicherheiten werden deutlich. Allmählich können sie durch Selbstsicherheiten ersetzt werden.* Z. B.: Ich fühle mich sicher, wenn ich freundlich bin oder erfolgreich oder beliebt oder in einer bestimmten beruflichen Position oder wenn ich im Hintergrund bleiben kann, weil ich Anerkennung erfahre etc. Diese Sicherheiten können Selbstsicherheiten weichen. Z. B.: Ich bin optimistisch. Ich habe Ideen. Es gibt immer eine Lösung, deshalb habe ich Vertrauen. Ich bin kommunikativ und kann mich deshalb immer an jemanden wenden.

3. Einschneidende Erfahrungen werden als einschneidende Erfahrungen erkannt, weil die wachsende Eigenmotivation auch in Erinnerung ruft, was genau sie behindert hat (siehe das oben beschriebene Beispiel zum Thema Mut).

In einer Herzbehandlung erfahre ich für gewöhnlich nicht nur etwas darüber, was einen Menschen inhaltlich beschäftigt und innerlich bewegt. Darüber hinaus wird mir auch immer etwas darüber vermittelt, wie der Klient sich selbst einfühlen und sich in eine Situation hineinversetzen kann, die ihn direkt betrifft. Er wiederum macht die Erfahrung, wie weit mein Verständnis reicht, was ich innerlich nachvollziehen kann, ob ich innerlich teilnehme und beteiligt bin. Es kommt somit zu einem Erfahrungsaustausch auf der Basis einer wachsenden emotionalen Bindung, einem Erfahrungsaustausch sowohl über bewegende Inhalte als auch über elementare emotionale Fähigkeiten, die zum Aufbau von emotionalen Bindungen benötigt werden.

Die Herztherapie stellt also die Regel einer transparenten Therapeut-Klient-Beziehung auf, so wie die Psychoanalyse sich an die Abstinenzregel[8] hält.

---

8 Unter Abstinenzregel wird in der Psychoanalyse verstanden, dass die aus Übertragung und Gegenübertragung hervorgegangenen Gefühle nicht befriedigt werden. Sie verlangt Neutralität und ist ein Grundpfeiler der psychoanalytischen Behandlungstechnik. Siehe auch Handbuch der Psychoanalyse [Mertens,W. / Waldroge, B. (2000)] oder Freuds Schriften zur Übertragung [Freud, S. Gesammelte Werke (1999)]. Für die bindungsenergetische Wirkweise, die auf emotionaler Bindung und motivierenden Grundgefühlen basiert, ist es unerlässlich, sich mit den Klienten zu freuen oder mit ihnen zu lachen. Die Fähigkeit, Nähe und Beziehung zuzulassen, ist ebenfalls unerlässlich. Das Teilnehmen und Anteilnehmen charakterisiert die Beziehung, welche emotionale Bindungen in den Vordergrund rückt. Diese Transparenzregel, die auf wachsender Offenheit und vertrauensvollem Austausch basiert, erweitert die Abstinenzregel, die für Übertragungs- und Gegenübertragungsprozesse unangetastet bleibt.

Sie tut dies, weil ein transparenter Austausch von beiden Seiten für eine wachsende emotionale Bindung unerlässlich ist und weil ohne die Transparenz kein wirklicher Austausch zustande käme.

Innerhalb einer wachsenden emotionalen Bindung ist die Herzbehandlung ein wirkungsvolles Instrument. Einige Jahre war ich mit ihren emotionalen Wirkungen zufrieden. Dabei entging mir, dass die Herzbehandlung einen direkteren Einfluss auf die Bewegungsabläufe ausübte, als ich es mir hatte vorstellen können. Mein Verständnis hinkte den therapeutischen Möglichkeiten hinterher. Die tägliche Praxis zeigte, dass die Verstärkung der Herzimpulse nicht nur die herzverbundenen inneren Zustände vertiefte und damit einen sicheren Zugang zu sich selbst wie auch zur eigenen Wirklichkeit öffnen konnte. Vielmehr beobachtete ich, dass die gefundenen Grundgefühle und Grundverfassungen der jeweiligen Person außerdem zum Ausgangspunkt von **selbsttätiger Bewegung** wurden. Etwa so: Ein grundsätzlich harmonischer Mensch wird durch Harmonie maßgeblich motiviert. Die Herzmethode erlaubt, nun die eigene Grundmotivation kennenzulernen. Wann setzt die betreffende Person sich in Bewegung, weil sie Harmonie braucht oder weil sie sich in der Grundmotivation bedroht sieht? Wann setzt sie die Verhaltensweisen ein, die sie aus den Grunderfahrungen von mangelnder Harmonie entwickelt hat? Rennt sie dem Harmonischen hinterher? Sorgt sie für Harmonie, indem sie sich von Beziehungen und Umständen löst, die sie in ihrem grundlegenden Motivationsbedürfnis und dem damit verbundenen Lebensgefühl beschränken?

Das kontinuierliche In-Gang-Setzen von herzbewegten Aktionen kristallisierte deutlich heraus, welche grundlegenden Orientierungen die Menschen in Bewegung setzen können. Sie setzen sich für sozialen oder für materiellen Erfolg oder einfach nur für Essen in

Bewegung. Sie tun es, um Liebe zu bekommen oder um sich Anerkennung zu verschaffen.

Aus therapeutischer Perspektive ist von großer Bedeutung, dass sich die Patienten *bewusst werden, ob und wofür sie sich in Bewegung setzen.* Sie können erkennen, wovon ihre Grundorientierung geprägt ist. Sie können erfahren, in welchem sozialen Rahmen sie sich bewegen und von welchem Gedankengut diese sozialen Kreise getragen sind. Sie können unterscheiden, ob sie sich aus notgebundenen Erfahrungen herausbewegen oder ob sie sich einer Tradition verbunden fühlen und sie an etwas teilnehmen wollen. Allmählich kristallisiert sich heraus, wo und wie sich die Menschen verwurzelt haben. Obwohl im Begriff „Eigenmotivation" zweifelsohne das Sich-in-Bewegung-Setzen bereits enthalten ist, musste ich die Bewegungsvielfalt, die sich in den dunklen Tiefen des Wortes „Eigenmotivation" versteckt, erst bergen und meinem therapeutischen Verständnis hinzufügen. Der Blick wird für allerlei Bewegungsarten geschult.

Wann setzt sich jemand gedanklich in Bewegung und denkt mit? Wann reißt ihn sein Denken mit und trägt ihm etwas auf? Was bewegt den Menschen, den Mund zum Sprechen zu öffnen oder zu schließen?

Warum setzt sich jemand körperlich in Bewegung?

Jede psychische Aktion kann unter dem Gesichtspunkt der Bewegung betrachtet werden. Die dabei auftretenden Gefühle bzw. Emotionen lassen nur den Grad des eigenen Bezuges und des Motivationshintergrundes erkennen. Ganz allgemein gesprochen sorgt die Stärkung der Eigenmotivation dafür, dass die *sicherheitsorientierte* Motivation nachlässt. Klienten bzw. Patienten tun weniger aus Angst, Schuldgefühlen, Wut, Neid oder dem Wunsch nach Anerkennung. Sie setzen sich weniger in Bewegung, weil etwas gewürdigt oder von anderen begrüßt wird.

Die Begründung für einen solchen Wandel sehe ich in der Zunahme der grundlegenden Motivation, die der Persönlichkeit entspringt. Klienten bzw. Patienten setzen sich in Bewegung, weil etwas Freude bereitet – oder das Fehlen dieser Freude wird zunehmend als untragbarer Verlust empfunden. Erstaunt stellen sie fest, wie viel sie noch taten, obwohl die Freude bereits seit Längerem verschwunden war. Oder sie erkennen, dass sie auf etwas vergeblich hofften, und können diese Hoffnung aufgeben, weil sie neue Sehnsüchte in sich aufkommen fühlen.

Sie versuchen, weniger zu irgendeinem sozialen Kreis dazuzugehören, weil sie ihre Zugehörigkeit und Zusammengehörigkeit tatsächlich jedes Mal erleben, wenn sie durch ihre Liebe bewegt und erfüllt sind.

Es sind diese motivierenden und den Menschen auszeichnenden Grundgefühle, welche durch die Herzbehandlung so lange geweckt werden, bis ihrer tatsächlichen Umsetzung nichts mehr im Wege steht.

Zusammenfassung

Die Unterscheidung – herzverbunden oder nicht herzverbunden – kann durch die fortlaufende Anwendung der Herzbehandlung mit wachsender Sicherheit getroffen werden. Sie gibt eine immer wiederkehrende Gelegenheit, sich über die eigenen Beweggründe Klarheit zu verschaffen. Allein die Abwesenheit von herzverbundenen Emotionen ist ein Hinweis darauf, dass andere emotionale Zustände den Menschen unbemerkt in seiner Orientierung und Entscheidungsfindung leiten. Eigenmotivation, eigene Gedanken, eigene Wünsche etc. (intrinsische Motivation) werden gestärkt und von jeder aus Bindungsvorgängen resultierenden extrinsischen Motivation unterschieden.[9]

Die Herztherapiemethode beruht auf dem empirisch belegten Fakt, dass eine vom Herzen ausgehende Bewegung im emotionalen Bereich motivierende Gefühle (wie zum Beispiel Mut oder Hoffnung) ins Bewusstsein bringen kann. Das Fazit lautet also: Herzbehandlung setzt Eigenmotivation in Gang!

Hier wird ein bedeutender Umstand ausgedrückt, denn der Verlust eigener Motivation (und der daran gebundenen Gefühlslagen) begleitet beinahe jede psychische Belastung oder Erkrankung.

---

9 Mit dem Begriff „intrinsische Motivation" wird innerhalb der Motivationsforschung auf das Bestreben verwiesen, das sich aus dem „um meiner selbst willen" ergibt; siehe auch Baumeister, R. F. / Vohs, K. D. (2004). Als extrinsische Motive werden alle anderen Motive bezeichnet. Ich verfolge hier einen auf Bindung abzielenden Motivationsbegriff. Er sieht die intrinsischen Motive als Ausdruck von sicherer Bindung, die auf Selbstsicherheit und Horizonterweiterung gründet. Die extrinsischen Motive werden demgegenüber aus dem Bestreben nach Bindungssicherheit erklärbar. Siehe auch Begriffsbestimmung im Glossar.

Ich möchte also ein eigenes therapeutisches Verständnis anfügen, welches die Kraft des Herzens als einen Zugang zur ureigenen Motivation nutzt.

Die Herzmethode stellt (mithilfe von angewandten emotionalen Grundfähigkeiten; siehe auch den Text „Selbstschutz und Begabung" in diesem Band) auf der Basis von innerer Bewegung, die vom Herz-Kreislauf erzeugt wird, sicher, dass sich **in jedem Fall etwas bewegt** und dass der Behandelte und ich erfahren, **was** ihn bewegt. Dafür ruht meine Hand so auf dem Herzen, dass ich den Herzschlag fühlen kann. Die beruhigende Wirkung und die emotionale Einstimmung auf die Person ermöglichen es, dass der Mensch zwar gefühlsmäßig erreicht wird, *ohne* allerdings von zu starken und verunsichernden Gefühlen bewegt zu werden.

Wie kann so etwas geschehen? Meines Erachtens nutze ich den Umstand, dass ein Gehirn sowohl auf **Bewegung** als auch auf **Bindungsfähigkeiten** direkt reagiert, wenn ich mich durch Feinfühligkeit auf die vom Herzen kommende Bewegung einstimme. Die Bindungsfähigkeit, feinfühlig zu sein und dadurch etwas über den Menschen zu erfahren, ist offensichtlich eine große Hilfe. Anfangs war ich erstaunt, dass die aufkommenden Gefühle den Menschen nicht verunsichern oder ihn zumindest in sicheren emotionalen Bahnen halten. Der therapeutische Nutzen besteht darin, dass die erlebte Gefühlssicherheit in der Bindung zu einem anderen Menschen und mit einem höheren Maße an „gefühlter" Sicherheit erlebt wird, das die sonst gewohnte Gefühlssicherheit übersteigt. Indem ich mich weiterhin in den zu behandelnden Menschen einfühle und mich in ihn hineinversetze, erfahre ich garantiert etwas darüber, was in ihm vorgeht. Im Gespräch wird dann deutlich, welche bedeutsamen Inhalte mit den Herzimpulsen verknüpft sind.

Folgende Wirkungen lassen sich somit festhalten:

- Motivierende Grundgefühle werden wieder und wieder vertieft, sodass sich der Behandelte seiner ureigenen Beweggründe immer sicherer wird.

  Die Methode prägt das Erleben von zunehmend vertiefenden und motivierenden Gefühlen (zum Beispiel Freude, Zufriedenheit, Zuversicht) sowie der sich daran bindenden inneren und äußeren Ereignissen. Auf diese Weise kann sie Motivationslosigkeit oder Fehlmotivation begegnen.

- Die motivierenden Grundgefühle sorgen für „frische" emotionale Kräfte und wirken gefühlsgetrübten Realitäten entgegen, die Menschen an vergangene Ereignisse binden. Die Methode basiert auf dem Gewinn an Vertrauen und Mut; sie entlastet daher von Grundängsten, Fehlmotiven (Rache oder Neid) und von Ärger und Wut, die nur existieren, weil ein Mangel (beispielsweise an Mut und Vertrauen) herrschte.

- Ein wachsendes Maß an Selbstsicherheit im Gefühlsleben (hinsichtlich der sozialen Kreise, in denen sich der Mensch aufgehoben fühlt, und auch hinsichtlich seines Denkens und Handelns) sowie natürlich in Bezug auf seine Absichten und Fähigkeiten prägen den therapeutischen Verlauf.

- Alte Sicherheiten, die sich an bekannte Umstände und bisher erfolgreich erprobtes Verhalten binden, lassen nach, weil sie durch erfolgreiche soziale Einbindung auf der Basis von Selbstsicherheit abgelöst werden.

Selbstschutz aufbauen
Über das Zusammenspiel von emotionalen Grundfähigkeiten und Begabung

Emotionale Bindung als therapeutisches Instrument

Die bindungsenergetische Therapie basiert auf der Annahme, dass emotionale Bindung eine unerlässliche Voraussetzung ist, damit eine Psychotherapie gelingen kann. Aus diesem Grund erfordert eine Psychotherapie, welche die emotionale Bindung als zentralen Wirkfaktor anerkennt, dass die Beziehung zwischen Therapeut und Patient auf einer sicheren emotionalen Basis steht. Mit anderen Worten: Vertraut der Patient nicht in den Therapeuten und umgekehrt(!), dann schadet dies der Entwicklung einer Vertrauensbeziehung. Existiert kein grundlegendes Vertrauen zwischen Therapeut und Patient und umgekehrt, dann wird der eine dem anderen nicht in ausreichendem Maße gefühlsmäßig und inhaltlich folgen können.

Ein zweiter grundlegender Bindungsfaktor ist die Kompetenz. Sie festigt das emotionale Band zwischen Therapeut und Patient nachhaltig. Wenn die Zuverlässigkeit und Tragfähigkeit der therapeutischen Kompetenzen nicht mehr gewährleistet erscheint, wenn ihre Verlässlichkeit infrage gestellt wird, dann bricht das Fundament jeder Bindungsbeziehung. Die Verlässlichkeit einer tragfähigen emotionalen Bindung ist auch in Gefahr, wenn die Eigenkompetenz des Klienten nicht erkennbar zunimmt.

2 Die sichere Beziehungsbasis ist dann infrage gestellt. Folglich ist in jedem Fall darauf zu achten, dass es zu keinen nachhaltigen Störungen der therapeutischen Beziehung kommt, weil ihr sonst der Wirkgrund entzogen wird. Auch diese Position lässt sich leicht aus den Arbeiten bekannter Bindungsforscher ableiten.[10]

Für die bindungsorientierte Therapiemethode ist deshalb ein unerlässlicher Bestandteil ihres Erfolges, dass Verständnis, Mitgefühl und Nachvollziehbarkeit wechselseitig gegeben sein müssen. Nur dann wird eine auf Bindung aufbauende Beziehung tragfähig. Außerdem baut sie auf die Erweiterung und Anwendung der emotionalen Grundfähigkeiten. Die bindungsenergetische Therapiemethode möchte – neben der sicheren Beziehung – die Grundfähigkeiten nutzen, die *erfolgreiches Bindungsverhalten und eine damit einhergehende Eigenregulationsfähigkeit gewährleisten*.[11] Mein Interesse gilt daher der Erforschung der Wirkungsweise emotionaler Bindung auch unter methodischen Gesichtspunkten – und nicht nur im Lichte der therapeutischen Beziehung. Wie ich aufzeigen werde, trug dieses Herangehen viele Früchte und sorgte im Ergebnis für die Entwicklung aller bindungsenergetischen Methoden. Sie gipfelten in der Feststellung:

Emotionale Bindung erschöpft sich nicht darin, ein notwendiger Beziehungsrahmen zu sein, der für eine erfolgreiche Psychotherapie unerlässlich ist. Vielmehr beinhaltet emotionale Bindung auch ein

---

10 In der Bindungsterminologie wird der Begriff „Bindungsbeziehung" verwendet. Siehe auch die Begriffsbestimmung im Glossar.
11 Mit der Herztherapie stellt die Bindungsenergetik eine Methode vor, welche auf eigenregulatorische Prozesse direkt Einfluss nimmt und dabei die psychischen Elemente hervorbringt und nutzt, die ein erfolgreiches Einbinden in die soziale Wirklichkeit ermöglichen. Sie folgt damit den Absichten, die bereits Bowlby, der Begründer der Bindungstheorie, verfolgt hat; siehe Bowlby, J. (1969). Zum Verhältnis Bindung und Selbstregulation siehe auch May, J., und Ludwig, M., in Marlock, G. / Weiss, H. (2007), S. 369–382.

therapeutisches Instrumentarium, welches sich darüber hinaus dazu eignet, bereits verinnerlichte Mangelerfahrungen zu beheben.

Das therapeutische Instrumentarium rückt in den Fokus der Aufmerksamkeit. Auch wenn ein „psychotherapeutischer Werkzeugkasten" nicht so offen vor dem Betrachter liegt wie Skalpell, Spritze und Tupfer vor einem Arzt, so verlangt und besitzt auch jede Psychotherapie ein ausgefeiltes Instrumentarium. Der bindungsenergetische Psychotherapeut legt sich logischerweise andere Werkzeuge als ein Arzt zurecht. In einem Fall hat er eine zentrale *Erkenntnis*, die er wirkungsvoll einsetzen kann. In einem anderen regt sich sein *Mitgefühl*, das heilsam Trost spendet. Ein anderes Mal trifft etwas sein *Verständnis*, das wohlwollend ins Gespräch einfließt. Und wieder ein anderes Mal überschreitet etwas seine *Toleranz*schwelle und zieht große Aufmerksamkeit auf sich, weil sichere Grenzen überschritten werden. Der „psychotherapeutische Besteckkasten" ist reichhaltig gefüllt: anerkennen können, hineinversetzen können, vertrauen können, Liebe aufbringen können, hoffen können, zufrieden sein können, mit Humor nehmen können.

Viele und spezifische Werkzeuge liegen bereit für den jeweils ganz speziellen Einsatz: Dort sind Bilder; daneben liegen Einsichten; andere Ansichten; Taten fordern Gelassenheit; Verhalten braucht Toleranz; Änderungen fordern Geduld. Wertschätzung ist zuweilen ebenso notwendig wie Anerkennung, Achtsamkeit, Feingefühl und Respekt. So sucht der Therapeut einerseits nach der für den Augenblick passenden Geste, nach dem bestimmten Ausdruck und dem für die Situation guten Gefühl. Andererseits wählt er das genau dafür treffende Wort (dem wohl bedeutendsten aller Instrumente), das zart oder hart, prüfend oder vertrauend, zugeneigt oder klargestellt seine höchst spezifische Wirkung entfaltet.

Das besondere an diesem Instrumentarium ist, dass es sich *im Psychotherapeuten befindet.* Der bindungsenergetische Psychotherapeut wählt je nach Situation und Bedarf das genau dazu passende Instrument aus und trifft eine Entscheidung, wann und wie er es einsetzen wird. Dabei wird der Therapeut dafür auf seine *eigenen emotionalen Grundfähigkeiten – sogenannte Bindungsfähigkeiten – zurückgreifen.*[12]

Häufig zeigt sich großes Erstaunen, wenn ein Beobachter miterlebt, wie durch die systematische Anwendung von Bindungsfähigkeiten gezielt Informationen aus dem Innenleben eines Menschen ausgetauscht werden können.

Das Neue und Überraschende an der bindungsenergetischen Therapie besteht darin, dass die systematische Anwendung von Bindungsfähigkeiten die Mangelerfahrungen und ihre Verinnerlichung aufhebt, indem die **gelungenen psychischen Verwurzelungen** und die zu *innerem Reichtum* führenden emotionalen Bindungsprozesse gezielt eingesetzt werden.

Ein hoffnungsvoller Mensch ist voller Hoffnungen. Viele, viele einzelne Hoffnungen sind in ihm, die sich wirksam verwenden lassen. Ein liebevoller Mensch kann voller Möglichkeiten für die Liebe sein. Ein humorvoller Mensch hat den Kopf voller Ideen.

Das drängt zur Klärung der Frage, wie die Anwendung zentraler Bindungsfähigkeiten solchen inneren Reichtum psychotherapeutisch nutzen kann.

---

12 Emotionale Grundfähigkeiten und Bindungsfähigkeiten setzte ich hier gleich und definiere sie als alle Fähigkeiten, die für eine stabile gefühlsmäßige Verbindung zwischen dem Menschen und seiner Welt vonnöten sind. Eine Bindung in diesem Sinne umfasst damit nicht nur den zwischenmenschlichen Bereich. Emotionale Bindung existiert auch zwischen Mensch und Natur, Mensch und Arbeit, Mensch und Wissen etc.

Was jedes ältere Ehepaar über Bindungsfähigkeiten verrät

Für sich genommen ist der Begriff „Bindungsfähigkeiten" eher akademisch und die Vorstellung ihrer bewussten Anwendung ist entsprechend abstrakt und für viele nebulös. Dennoch sind diese Fähigkeiten und Kräfte jedem Menschen zutiefst vertraut. Ein Blick auf ein älteres Ehepaar kann diesen Sachverhalt verdeutlichen. Für Ehepaare sind Bindungsfähigkeiten ihr täglich Brot. Zwischen ihnen existiert eine tiefe Bindung. Eine Bindung, die über die Jahre des Zusammenlebens zu einer emotionalen Brücke gewachsen ist. Eine Brücke, die nicht jedem gleich ins Auge fällt und dennoch fraglos existiert. Diese Brücke ist wechselseitig begehbar. Sie ist verbunden durch körperliche Erfahrung und geschmiedet in der Werkstatt millionenfacher Kommunikation. Ob Nähe oder Verschlossenheit, ob Gestik oder Mimik, ob Tonfall oder Schweigen, jede Kleinigkeit entfaltet in dem anderen einen regen Informationsfluss darüber, was im Innenleben des Partners vor sich geht. Ein emotionales Band wurde zwischen beiden geknüpft. In ihm sind vielseitige gefühlsmäßige Begegnungen und geistige Regungen verwoben. Eigenwillige Abläufe (mit den dazugehörigen automatisierten Handlungen) strukturieren seine Beschaffenheit. Einfühlen und Hineinversetzen sind in voller Reife enthalten. Daran ändert sich auch nichts, falls sich beide gar nicht mehr ausreichend nahestehen oder gar nicht zu Wort kommen lassen, wenn etwas Trennendes zwischen ihnen steht. Bindung sorgt dafür, dass solche emotionalen Realitäten ins Bewusstsein gelangen. Sei es auch als Verlust, Schmerz oder Einsamkeit. Jedenfalls ist das Bild eines Pärchens hinlänglich bekannt, wo der eine dem Gedanken des anderen zuvorkommt, wo getan wird, was in anscheinend sicherer Vorwegnahme getan werden sollte, und erinnert wird, was nur als unausgesprochener Wunsch im anderen verweilte.

Es werden emotionale Reaktionen vorweggenommen, Gedanken gelesen und Handlungen vorhergesagt. Themen werden umschifft oder breitgetreten, je nachdem, ob sie tabu sind oder virulent. Der eine weiß, was der andere erwartet. Treue? Loyalität? Verständnis? Unterstützung? Ihre Freiheit, seine Ruhe, seine oder ihre Leidenschaft? Emotionale Bindung wird hier vielseitig und vielfach entfaltet, gedreht und gewendet. Es geschehen Reaktionen und fallen Worte, es kommen Gedanken und Gefühle, Fantasien und Regeln und es drängen Wünsche, die ein Außenstehender in seiner Tagweite kaum ermessen kann. Denn deren spezifischer Erfahrungshintergrund fehlt. Es fällt selbstverständlich höchst unterschiedlich aus, mit wie viel Glück und Geschick das ewige Spiel der Bindung gespielt wird. Kein Zweifel besteht jedoch in dem Punkt, dass emotionale Bindungsfähigkeit der Grund ist, weshalb der eine etwas über die inneren Vorgänge des anderen zu sagen weiß.

Die bindungsenergetische Psychotherapie nutzt diese Bindungsfähigkeiten so, wie die klassische Psychoanalyse die freie Assoziation nutzt: als ein Instrumentarium, mit dem ein therapeutischer Zugriff auf innere Vorgänge erlaubt ist.

Die bewusste Anwendung von Bindungsfähigkeiten, wie das Einfühlen oder das Hineinversetzen, das Mitdenken oder das Nachvollziehen, kann durch *Wiederholung* gezielt Informationen liefern. Entsprechend wird sie im Rahmen der bindungsenergetischen Therapie auch gezielt eingesetzt.

Die Anwendung von Bindungsfähigkeiten ist ein therapeutisches Instrumentarium, das sich nicht nur auf das Herz erstreckt. Es kann auch angezeigt sein, dass diese Anwendung sich ausschließlich auf das Gespräch beschränkt. Möglicherweise ist es auch notwendig, die Berührungsfähigkeit (eine sehr bedeutsame Bindungsfähigkeit) therapeutisch zu beeinflussen. In einem solchen

Fall kann das immer wieder erneute Hineinfühlen in die Haut darüber aufklären, wann sich jemand wohl in seiner Haut fühlt, wieso eine Dünnhäutigkeit besteht oder warum ein Mensch nicht mehr berührbar erscheint. Gleiches gilt für das Hören. Hier helfen die Bindungsfähigkeiten zu entschlüsseln, wieso ein Mensch nicht mehr hinhört, wann er auf taub stellt und wann er ganz Ohr ist.

Bindungsfähigkeiten lassen sich, je nach therapeutischer Notwendigkeit, auf jeden körperlichen Bereich anwenden. Ihr Fokus bleibt aber dennoch immer ein psychologischer, weil die Bindungsfähigkeiten immer die Wahrnehmung und das emotionale Erleben, die beteiligten Gedanken etc. miteinbeziehen. Bindungsfähigkeiten prüfen den Körper gewissermaßen auf seine emotionalen Bindungsfähigkeiten hin. Die Berührungs*fähigkeit* wird mittels gezielter Anwendung von Bindungsfähigkeiten wieder angeregt. Dadurch wird auf strukturelle Weise Einfluss genommen. Der entscheidende Wirkfaktor der Therapie wird auf den Plan gerufen. Die gezielte Anwendung von Bindungsfähigkeiten möchte einen heilsamen Einfluss auf die Bindungsfähigkeiten des Klienten/Patienten nehmen. *Dahinter steht die Grunderfahrung, dass Mangelerfahrungen im emotionalen Bereich zu einer Schwächung der eigenen Bindungsfähigkeiten geführt haben.* Die Wirkabsicht der bindungsenergetischen Therapie besteht also darin, auf die Wiederherstellung von Grundfähigkeiten Einfluss zu gewinnen, wo diese Schaden genommen haben. Solche Grundfähigkeiten – wie etwa die Fähigkeit zum Einfühlen oder Hineinversetzen, zu Gedankenaustausch mit eigenen Worten und eigenem Verständnis – können wiedergewonnen werden, wenn sie zuerst von therapeutischer Seite und dann in zunehmender Weise auch von Klientenseite verwendet werden.

Wiedergewonnene Fähigkeiten erzielen einen nachhaltigen Effekt, weil sie offensichtlich von Dauer sind. Die Veränderung der Fähigkeiten reicht somit über die derzeit zu bewältigende Situation hinaus. Es sind dann auch die wiedergewonnenen Grundfähigkeiten, die als tragende Säulen der eigenen Selbstsicherheit dienen.

Eine entscheidende Voraussetzung für das Gelingen dieses Vorhabens ist die Wiederherstellung des körperlichen Erlebens. Die Bindungsenergetik steht hier in der Tradition vieler körperorientierter Therapieverfahren, die auf dem Standpunkt stehen, dass man einen Menschen nicht nachhaltig emotional erreichen kann, wenn das körperliche Erleben nicht mit beeinflusst wird.[13] Emotionale Bindung basiert entwicklungsgemäß auch darauf, dass Nähe und Fürsorge, Wohlwollen und Liebe in jedem Fall auch körperlich erfahren werden. Die Aufgabe der bindungsenergetischen Therapie ist es nun **nicht,** die Grunderfahrungen, die ein Mensch in seinem Leben vermisst hat, nachzuholen. Sie möchte lediglich die *Bindungsfähigkeiten wiedererlangen, die der Mensch durch prägende Erfahrungen verlor.* Die wiedererlangten Bindungsfähigkeiten versetzen dann den behandelten Menschen in die Lage, die Erfahrungen zu machen, die er machen möchte. Die bindungsenergetische Therapie möchte also nur diese Erfahrungsmöglichkeit zurückgeben.

Hinter dem Begriff „emotionale Bindung" verbergen sich vielfältige und grundlegende emotionale Themen. Das Vertrauen in die Therapie, in den Therapeuten und in die Methode ist ein klassisches Beispiel für emotionale Bindung. Ebenso sind Nähe und Verbundenheit notwendig oder auch das grundlegende Gefühl, vom Therapeuten unterstützt zu sein. Ein Mensch muss sich außerdem in fremder Umgebung aufgehoben fühlen, um sich auf unbekanntes Erfahrungsgebiet begeben zu können. Sowohl Verständnis als auch Einfühlungsvermögen werden im therapeutischen Rahmen

---

13 Siehe beispielsweise Reich, W. (1989), Lowen, A. (1971, 1981 und 1989) oder Downing, G. (1996).

vorausgesetzt, weil sie für das Gelingen einer Psychotherapie unverzichtbar sind.

Emotionale Bindung ist nicht nur deshalb so bedeutend, weil Bindungsfähigkeiten – wie Empathie und Feinfühligkeit – grundlegende therapeutische Fähigkeiten sind, mit denen emotionale Bindung hergestellt wird. Fähigkeiten also, über die jede Therapeutin und jeder Therapeut verfügen sollte.

Emotionale Bindung gibt auch Auskunft darüber, was einem Menschen *wirklich etwas bedeutet* und wer ihm tatsächlich nahesteht. Um darüber etwas zu erfahren, verlasse ich das Gebiet der unmittelbaren therapeutischen Beziehung und des äußerlich sichtbaren Verhaltens.

Emotionale Bindung führt, wenn man sie weiterverfolgt, **zwangsläufig in das Innenleben des Klienten.** Ich erfahre, wofür er Verständnis hat und wofür nicht, wenn ich selbst als Therapeut für den zu behandelnden Menschen beständig Verständnis aufbringe und sein Verständnis zu erfahren suche. Die konsequente Weiterverfolgung von Verständnis-Aufbringen (als ein Beispiel für eine auf Bindungsfähigkeiten gründende, informationsgewinnende Methode) schafft nicht nur ein verständnisvolles Band und eine entsprechend tragfähige Beziehung. Sie erlaubt einen erfahrbaren Zugriff darauf, wie es um das eigene Verständnis bestellt ist und in welcher Art Verständnis bzw. Unverständnis im Innenleben des Behandelten wirkt.

Die Herzbehandlung kann die Ruhe verstärken, die ein Mensch im Grunde seines Herzens verspürt. Wieso kann sie das? Sie kann es sogar, wenn momentan im Leben eines Menschen alles andere als Ruhe herrscht. Die Antwort liegt auf der Hand:

Sie kann es, weil hier ein Mensch über die *Grundfähigkeit verfügt, die Ruhe zu bewahren.* Eine Grundfähigkeit, die es erlaubt, mit emotionalen Prozessen umzugehen. Die Methode kann also gezielt solche Grundfähigkeiten ansprechen. *Sie baut auf diese vernachlässigten Fähigkeiten, die emotionale Bindung erlauben.* Nur weil diese Fähigkeit vorhanden ist, kann die Methode sie gezielt ansprechen und nutzen. Nur deshalb kommt es oftmals zu der grotesken Situation, dass der Patient (obwohl er von ganz anderen Gefühlen bewegt wird) scheinbar „grundlos" völlig andere Gefühlslagen in Erinnerung rufen kann.

Die Verstärkung der Gefühlslagen, die sich aus Befähigung ergeben, kommen dann auch in Kontakt mit grundlegenden emotionalen Fähigkeiten. Ich erfahre beispielsweise, was eine Person *duldet* und was nicht. Dabei wird ersichtlich, welchen Ereignissen mit Toleranz begegnet wird und was nicht toleriert wird und folglich unterbunden werden muss. **Der Patient spürt zunehmend selbst, wie sich seine emotionalen Grundfähigkeiten in ihm auswirken.** Er erfährt also beispielsweise, wie und wobei er aus seiner ureigenen Persönlichkeit heraus gelassen bleiben kann – und wobei nicht. Oder wann und wofür er Toleranz besitzt und wofür nicht.

Auf dem Weg, möglicherweise die Tiefen der eigenen Toleranz auszuloten, lernt er *zwangsläufig kennen,* was in seiner Geschichte bisher von bedeutenden Bindungspersonen toleriert wurde und was nicht. Er gewinnt ein Stück an Persönlichkeitsstärke, wenn er selbst gewahr wird, was er selber zu dulden bereit ist und was nicht. Das gleiche Prinzip gilt für alle emotionalen Grundfähigkeiten, die emotionale Bindung erst erlauben: die Fähigkeit des Anerkennens, die Fähigkeit der Akzeptanz, die Fähigkeit zu Gelassenheit und zu Verständnis, zu Achtung etc. Im Laufe der Zeit wurde mir klar, dass hinter den sogenannten Herzzuständen, die ständig erweckbar sind, immer grundlegende emotionale Fähigkeiten stecken.

Die Wirksamkeit der Herzbehandlung setzt folglich – im Rahmen einer sicheren Bindungsbeziehung – an diesen emotionalen Grundfähigkeiten an. Sie sind allerdings nur der Ausgangspunkt, der mich schließlich zur Rolle der **Begabungen** führte. Begabungen und emotionale Grundfähigkeiten sollten auf lange Sicht eine entscheidende Rolle im Zusammenhang mit stabilem Wohlfühlen spielen.

Festere Bindungen und stärkere Grundmotivation
– von den emotionalen Grundfähigkeiten zu den Begabungen

Jahrelang begnügte ich mich mit den emotionalen Auswirkungen der Herzbehandlung. Ich sah Klienten nach und nach ruhiger werden. Andere wurden friedlich und wieder andere temperamentvoll. Regelmäßig konnte ich beobachten, dass lebenspositive Grundgefühle die Menschen innerlich ergriffen. Sie setzen sich allmählich gegen die Dominanz anderer Grundgefühle und Beweggründe durch. Sicherheitsbedürfnisse, welche den Menschen nach Schutz oder nach Nähe oder nach Verbundenheit suchen ließen, wurden schwächer. Das Nachlassen von notdominierten Mühen und Motiven trug dazu bei, dass die Behandelten immer genauer und sicherer wussten, was sie freute. Erfahrene Not prägte nicht mehr das innere Erleben. Nackte Existenzangst kostete nicht mehr den klaren Verstand. „Sich auf die sichere Seite bringen" war nicht mehr oberstes Gebot. Sie bewegten sich, weil sie ihre Begeisterung wiederfanden oder ihre Träume, Hoffnungen und Wünsche zurückkehrten. Sie bewegten sich weniger, weil vergangene Erfolge bestätigt werden mussten oder soziale Anerkennung sie lockte oder weil sie einfach verinnerlicht hatten, dass man sich anstrengen muss. Ich erfreute mich daran, dass die Verwurzelung auf der Basis von tiefen Gefühlen zu mehr Selbstsicherheit beiträgt. *Ich konnte mich also mit den emotionalen Folgen veränderter Grundmotivation begnügen.* Tiefere Gefühle wuchsen zu stärkeren Bindungen heran. Stärkere Bindungen wiederum entziehen tief sitzenden Bindungsängsten ihre Grundlage.

Da Bindungen wiederum motivieren, schaukeln sich stärkere Motivation und festere emotionale Bindungen gegenseitig auf. **Festere** emotionale Bindungen und **stärkere** Grundmotivation sind die Folge. Festere Bindung und ein größerer Bewegungsradius (sei es im Geiste, körperlich oder emotional) hängen direkt zusammen. **Tiefere emotionale Bindungen werden durch intensivere Hochgefühle sichtbar. Extrem gute Laune ist so ein Hochgefühl oder das Zuversicht spendende Grundgefühl, im Grunde seines Herzens zumeist** *frohen Mutes zu* **sein. Eine grundlegende Haltung zum Leben, getragen von der eigenen Persönlichkeit, wird deutlich und sorgt dafür, dass der grundlegend optimistische Mensch sich auch „voll optimistisch" fühlen kann. Die Erfahrung solcher gesunden(!) Grundgefühle gewinnt die Oberhand und setzt einen aus der Person kommenden, innerlichen Bewegungsimpuls gegen deprimierende Einflüsse frei.**

Ich war selbstverständlich ausgesprochen froh, dass Patienten, die oftmals mit schwerem Leiden konfrontiert gewesen sind, auf solche gesunden Grundgefühle zurückgreifen konnten. Außerdem bestätigte sich vielfach, dass tiefere emotionale Verwurzelungen eine stärkere emotionale Stabilität mit sich bringen, die nicht so leicht durch Enttäuschungen und Rückschläge umzukippen droht. Die Praxis belegte die wertvolle Erkenntnis: Emotionale Bindung entfaltet eine Art von *emotionalem Schutz*, der den Menschen weniger angreifbar und weniger verletzlich sein lässt. Mit der Entwicklung der Herztherapie war also ein sicherer Zugang zu Motivation und Bindung gewonnen. Als hilfreich für Therapeut und Patient stellte sich zudem heraus, dass eine Gewöhnung an stärkere Motivation auch durch ein vermehrtes Auftreten von Hochgefühlen bzw. von aufbauenden Grundgefühlen begleitet wird.

Die herztherapeutische Grunderfahrung, dass der Mensch von eigener neuer Begeisterung getrieben eine neue berufliche Perspektive ins Auge zu fassen wagt, dass er mit zurückgekehrter, glühender Leidenschaft wieder temperamentvoll in Beziehung tritt, dass vergessene Sanftheit die eigene Liebe wieder vergegenwärtigt oder spontan erwachtes Glück zu großen Sprüngen Anlass gibt, war so ermutigend, dass es mich im Nachhinein nicht verwundert, dass ich etwas Wesentliches lange übersah!

Eine weitere Beobachtung sorgte dann dafür, dass die genannten Vorteile in einen größeren Zusammenhang gestellt werden mussten. *Ich beobachtete in schöner Regelmäßigkeit, dass im Zusammenhang mit auftretenden Hochgefühlen – Gefühlen, die für „absolute Freude und Begeisterung" oder „für allerbeste Stimmung" sorgten – immer auch die **vorhandenen Begabungen** der behandelten Person stärker hervortraten.*

Die äußerst motivierenden Hochgefühle erwiesen sich als innerlich verbunden mit ausgeprägten Begabungen, beispielsweise einer Auffassungsgabe, einer musikalischen Begabung oder einem Bewegungstalent.
Die jeweilige Begabung erschien – so der interessante Sachverhalt – emotional eingebettet und gebunden an das Pendeln von tief verwurzelten Gefühlen, die sich zu Hochgefühlen aufschwingen können. Die musikalische Begabung ist beispielsweise begleitet von dem Gefühl tiefer Harmonie und führt hinauf zu Hochgefühlen wie dem Ausdruck von Sehnsucht oder Freude. Die Harmonie prägt das Erleben und sorgt für emotionales Bewegt-Sein. Die darin liegenden Fähigkeiten stabilisieren die Person und bilden den Dreh- und Angelpunkt, an dem sich die harmoniegebundenen Fähigkeiten binden. Sie ermöglichen beispielsweise eine Verwurzelung auf dem Gebiet der Musik. Diese Begabungen erweisen sich aber auch als emotionale Begabungen und haben damit einen Einfluss auf die Art, wie der Mensch seine Beziehungen führt. Der harmoniebegabte Mensch hält Ausschau nach harmonischen Ele-

menten in seiner Umgebung. Seine Wahrnehmung ist von dieser Begabung geprägt und liefert ein sicheres Grundgefühl für Harmonie. Eine solche Grundfähigkeit wirkt sich dann beispielsweise im Umgang mit Harmonien und Disharmonien in Beziehungen aus. Die harmonischen Fähigkeiten erweisen sich als hilfreich in der Einschätzung von Beziehungen und allem, was diese gefühlsmäßig berührt.

Diese *emotionale Seite der Begabung* verdient große Beachtung. Fähigkeiten rücken in den therapeutischen Blickpunkt. Die Eigenschaft der Harmonie ist schließlich gleichbedeutend mit der Befähigung zur Harmonie.

Wenn ich die Entwicklung und Dynamik menschlicher Bindungen begreifen wollte, musste ich zwangsläufig auch die *grundlegenden Fähigkeiten berücksichtigen, die aus der wachsenden Motivation hervorgehen.* Ohne sie fällt jede Motivation ins Bodenlose, denn ohne geeignete Befähigung trägt die Motivation nicht weit. In diesem Zusammenhang ist die Beobachtung von großer Relevanz, dass Begabung dazu führt, mehr am Leben teilzunehmen. Der harmoniebegabte Mensch beteiligt sich in *einem höheren Maße am Leben und fühlt sich auch mehr am Leben beteiligt, wenn er sich sein harmonisches Grundgefühl in Verbindung mit der Anwendung seiner musikalischen Begabung bewahren kann.*

Die Grundharmonie schützt nicht nur die musikalische Begabung, sie liefert gleichzeitig auch die Grundlage für ihre Entwicklung.

Auch Begabungen, die auf den ersten Blick nicht mit emotionalen Grundlagen verknüpft werden, machen hier keine Ausnahme. Eine mathematische Begabung liefert nicht nur die Grundlage für Klarheit und Entschiedenheit. Ich kann in ihr beispielsweise eine Entschlossenheit entdecken, die zwischen tiefem Mut und einem Hochgefühl, „über alle Maßen zufrieden und glücklich zu sein", pendelt.

Die Fähigkeit zu stringenter Logik beinhaltet auch die emotionale Fähigkeit, *mutig* zu entscheiden. Eine getrennte Betrachtung von Emotionen, Fähigkeiten, Bewegung und Bewältigung war nicht mehr möglich. In den Vordergrund rückte daher das Interesse an ihrem Zusammenspiel. Für die Therapiemethode war es zunehmend sinnvoll, die Aufmerksamkeit auf den **gesamten** *Ablauf von den Grundgefühlen über die Fähigkeiten bis hin zur Umsetzung zu legen.*

Ich konnte davon ausgehen, dass mit der Herzbehandlung ein Instrumentarium existiert, welches aus dem Zusammenspiel von Bindungsfähigkeiten und Bewegung zu gesunden Grundgefühlen vordringen kann. Diese gesunden Grundgefühle, die mit Zuversicht, Klarheit und Zufriedenheit korrespondierten, konnten anderen Grundgefühlen, die das Selbsterleben schädigten, entgegenwirken. Es erwies sich als ein hochwirksames Werkzeug, das beispielsweise in der Auseinandersetzung mit den Grundgefühlen, welche die Depression und andere psychische Störungen prägen, zum Einsatz kommen kann.

Ich war davon überrascht, in welchem Ausmaß die eigenen Begabungen allzu oft außerhalb der eigenen Wahrnehmung liegen. Der musikalisch begabte Mensch ist außerdem dazu fähig, in Aussagen sehr genau den Ton zu treffen und Unstimmigkeiten zielsicher herauszuhören. Somit kann er diese Fähigkeit auch zur Grundlage seiner Kommunikation machen. Das Grundgefühl „das stimmt" oder „hier stimmt etwas nicht", welches die Intuition des Betreffenden leitet, ist deutlich ausgeprägt und wird zu einem Baustein seiner Selbstsicherheit. Sie verstärkt das eigene Vertrauen und Zutrauen – allerdings nur, wenn er diese Fähigkeiten auch nutzt und schätzt. Er kann lernen, dass er in der Kommunikation den richtigen Ton trifft oder dass er darauf vertrauen kann, dass etwas nicht stimmt, wenn er fühlt, dass etwas nicht in Ordnung ist.

Dadurch kann der musikalisch begabe Mensch seine bisherigen Zweifel beseitigen und von fadenscheinigen Sicherheiten, an die er sich zuvor geklammert hat, ablassen.

Mir wurde mehr und mehr klar, dass die Herztherapie einen sicheren Weg bietet, um zu diesen emotionalen Grundlagen der Begabungen vorzudringen. Damit eröffnen sich neue Behandlungswege. Der Schluss ist weitreichend und fordert eine eingehende Prüfung.

Solche Grundgefühle, die sich aus den Anlagen der Person (den Begabungen) schöpfen und die sich an deren grundlegende Befähigungen binden, können aufgegriffen und zur Wiederherstellung des Wohlbefindens genutzt werden.

Die Herztherapie setzt generell bei den Anlagen an. Sie tut dies, weil Bindungsprozesse zur Sicherung der eigenen Anlagen vorhanden sind und über die Herzwahrnehmung ein Zugang zum Bindungsgeschehen möglich ist.

Die folgende These drängt sich durch die Fakten, die eine psychotherapeutische Behandlung zur Verfügung stellt, nachdrücklich auf. Indem die inneren Regulationsprozesse über die Herzwahrnehmung und unter der Einbeziehung von gezielt angewendeten Bindungsfähigkeiten angesprochen werden, kristallisieren sich eine Eigenmotivation und daran gebundene gesunde Grundgefühle heraus. Diese beruhen auf den Bindungsfähigkeiten (die individuellen emotionalen Grundfähigkeiten) und auf den Begabungen. Diese These bestätigt sich bis zum heutigen Tag und sorgt dafür, dass Begabungen und Bindungsfähigkeiten die therapeutischen Inhalte und Erfolge prägen.

Begabung und Selbstschutz

Die Herzbehandlung ermöglicht, die eigenen Gaben und Begabungen *deutlicher wahrzunehmen und neu zu erfahren.* Die aus diesem Prozess entspringenden emotionalen Bindungen können auf der Basis eigener Veranlagung gefestigt werden. Der emotionale Zugang zu den Talenten einer Person relativiert die Bedeutung der Emotionalität in diesem Therapieansatz. Wie bestimmte Gefühle den Weg zur Nutzung der eigenen Begabungen verstellen können, so kann auch umgekehrt der Mangel an Verwurzelung in den eigenen Fähigkeiten derartige Emotionen hervorrufen. Ein solcher Mangel kann zum Beispiel die Ursache für die Bildung von Unsicherheiten und mangelndem Selbstvertrauen sein. Die Selbstsicherheit, die auf den eigenen Begabungen beruht, wurde erschüttert, missachtet, gering geschätzt oder schlicht übersehen.

Auch mir selbst war es nicht besser ergangen, während ich die Veränderungen von emotionaler Bereitschaft und den grundlegenden Beweggründen beobachtete. Ich sah den mit Vernunft begabten Menschen nicht, weil es so selbstverständlich war, dass dieser Mensch vernunftbetont denkt und handelt. Ich sah nicht die Intelligenz eines anderen, weil die betreffende Person mir so außerordentlich selbstverständlich seine Grundfähigkeit präsentierte, dass es für praktisch alles eine Lösung gab. Ich erkannte den gefühlsbetonten Menschen nicht, weil er selbst sich als zu gefühlslastig betrachtete. Ich unterschätzte das Organisationstalent, weil der Betreffende sich aus anderen Ängsten heraus nur unzureichend organisierte.

Von den sie selbst auszeichnenden Begabungen nahmen diese Menschen in der Regel fälschlicherweise an, dass auch alle anderen selbstredend über sie verfügten.

Ein Irrglaube!

Ich führte die Selbstverständlichkeit der eigenen Begabung darauf zurück, dass sie offensichtlich schon immer (d. h. bereits lebenslang) vorhanden war und sie deshalb als nicht besonders wahrnehmungswürdig erfahren und betrachtet wurde. Gemeinsam war allen unentdeckten oder fehlinterpretierten Begabungen auch, dass ihre Besitzer völlig übersahen, dass sie ihr Leben sicherer und leichter machen konnten.

Allmählich begriff ich, dass es noch einen weiteren fundamentalen Grund für die Missachtung des eigenen Vermögens gibt. Es hat sich in der Sicherstellung von emotionaler Bindung gegenüber den Bindungspersonen (Eltern, Verwandte, Lehrer etc.) als unzureichend erwiesen. Es wurden alternative Fähigkeiten entwickelt, um sich selbst zu schützen. Welche Konsequenzen, fragte ich mich, hat dieser Gedankengang für die Behandlung und Einbeziehung in die therapeutische Methode? Welche Auswirkungen würde es haben, wenn der Selbstschutz auch den eigenen Begabungen gilt und umgekehrt?

Ich selbst hatte Begabungen bei wenigen Personen als Eigenschaft kennengelernt und nicht als elementaren Bestandteil des eigenen Wohlbefindens, das darüber hinaus einen leichteren Zugang ins Leben ermöglicht – und zwar völlig unabhängig davon, wie diese Begabung im Vergleich mit anderen Begabten abschneidet.
Die eigenen Begabungen zeichnen einen Menschen aus. Aber nicht im Sinne einer Höherstellung.

Ich beobachtete die Wirkung von Begabungen.

Begabungen geben das Gefühl, „nie mit leeren Händen dazustehen". Ein gedankenvoller Mensch hat immer einen guten Gedanken. Der Ideenreiche hat selbstverständlich zu allem und jedem eine Idee, während der technisch Talentierte bereits über eine adäquate Umsetzung der Idee brüten kann.

Als Begabte sind sie auch irgendwie ungefährlich, während sie mit diesem Geschenk Gottes (oder wer immer ihrer Meinung nach dafür die Verantwortung trägt) umherwandern. Begabungen sorgen dafür, dass Menschen sich selbst und die Umwelt als weniger bedrohlich erleben.

Nun kennt jeder aber auch Menschen, denen ihre Begabungen zu Kopf gestiegen sind. Sie „heben ab" oder anders gesagt: Sie kommen von ihren Hochgefühlen nicht mehr herunter und bleiben somit in ihrem Elfenbeinturm, den sie sich erschaffen haben, gefangen. Die therapeutische Praxis lehrte mich, dass in diesem Fall die Begabung bereits in einer anderen Funktion steht (beispielsweise in der Sicherstellung einer Dominanz o. Ä.) und folglich ihre Aufgabe als echte Selbstsicherheit und den sich daran bindenden Selbstschutz gar nicht mehr leistet.

Begabungen vermitteln grundsätzlich ein Gefühl der Selbstsicherheit. Sie geben dem jeweiligen Menschen ein Grundgefühl der Persönlichkeit, das Gefühl, „jemand zu sein", unabhängig von den sozialen Erfolgen und der eigenen sozialen Position in der Gesellschaft. **Mit** Begabung ist der Umgang mit „Artverwandten" – mit Menschen, die mit ähnlichen oder ergänzenden Begabungen ausgestattet sind, – leichter. „Bessere Kreise" entstehen. Ein Bild vom Menschen beginnt sich durchzusetzen. Es zeichnet sich dadurch aus, dass es über und über voll ist mit wesensverwandten Mitmenschen. Alle begabt.

Die Schwierigkeit besteht nun darin, sie zu sehen und auch zu nutzen. Was kann also in der bindungsenergetischen Herztherapie geschehen, um den Einfluss der eigenen Fähigkeiten in der Lebensorientierung zu stärken?

Meine Überlegung:

Da der Mensch mit einem unreifen Gehirn zur Welt kommt, sind der Schutz und die wachsende Orientierung durch den prägenden Einfluss der Bindungspersonen gegeben. Diesem Umstand verdankt die Kindheit ihre besondere Beachtung. Einen geschützten Rahmen auf der Basis emotionaler Verbundenheit zu gewähren, ist die Aufgabe, die üblicherweise der Bindung zugesprochen wird.

Im Bindungsprozess (um den gängigen psychologischen Begriff ein weiteres Mal zu verwenden) bleibt es nicht beim emotionalen Geschehen. Es werden selbstverständlich auch *Fähigkeiten, Fertigkeiten und Tätigkeiten weitergereicht*. Das Wechselspiel von Gefühl und Fähigkeit tritt somit auch in den Blickpunkt therapeutischer Aufmerksamkeit.

Für die Herztherapie wird dieser Hintergrund besonders dann relevant, wenn die eigenen Fähigkeiten einen Mangel an Sicherheit bieten und folglich Ängste und Unsicherheiten nach sich ziehen. Oder wenn die Grundlage der verfügbaren Fähigkeiten so schmal ist, dass es regelmäßig zu erneuten Verunsicherungen kommt und Erschütterungen des eigenen Selbstvertrauens bereits geschehen sind.

Es sind bekanntermaßen die Erfahrungen, die mit den eigenen Fähigkeiten und Unfähigkeiten sowie den Fähigkeiten und Unfähigkeiten der Bindungspersonen einhergehen, welche den Stoff für Tausende (auch therapeutische) Geschichten liefern. Wie können Begabungen und Bindungsfähigkeiten hier helfen?

Folgendes Vorgehen kristallisierte sich heraus:
Die Herztherapie findet die Begabungen und die daran gebundenen Gefühlslagen. Eine interessante Entdeckung macht sich der bindungsenergetische Therapieansatz nun zu eigen. Ich entdeckte, dass der Mensch durch die Verbindung seiner Begabungen mit den dazugehörigen Bindungsfähigkeiten *einen wachsenden Selbstschutz* aufbaut. Fürsorgefähigkeit und Akzeptanz kamen so zum Beispiel zusammen und bauten ein inneres Grundgefühl der Grundgeborgenheit auf. Diese macht den Menschen mit einer sol-

chen Veranlagung weniger angreifbar und verletzbar, wenn ihm Kälte, Zurückweisung oder Ähnliches widerfährt.

Ich fand ebenso eine Grundgelassenheit, die sich mit einer Formulierungsgabe paarte, wie eine Toleranz, die sich mit einem Bewegungstalent vereinigte. Solche entsprechenden Paarungen sorgten dann dafür, dass sich derjenige als sicherer erlebte, wenn sich die Bewegungstoleranz, die Formulierungsgelassenheit oder die Fürsorgeakzeptanz zunehmend im Selbsterleben ausprägten. Auf diese Art und Weise ist es auch möglich, emotionale Grundfähigkeiten und Begabungen zusammen zur Wirkung zu bringen. Die eigene Persönlichkeit wird so spezifisch angesprochen.

Aufforderungen wie „Werde geduldiger!", „Bleibe gelassen!" oder „Das musst du akzeptieren!" sind somit unnötig, weil stattdessen ein Zugang ermöglicht wird, der erfahrbar macht, auf welchen Grundfähigkeiten sich die eigene Akzeptanz, Disziplin, Gelassenheit oder Geduld tatsächlich gründet.

Für die tägliche therapeutische Arbeit ist der Tatbestand ausschlaggebend, dass alle emotionalen Bedürfnisse, die Schutz in Form von Hilfe, Unterstützung, Anerkennung, Beachtung etc. von außen fordern, erheblich entlastet werden.[14]

Die emotionalen Bedürfnisse können sich auf den tatsächlichen Notfall beschränken, weil ansonsten der *Selbstschutz aktiv ist, der aufgrund der Zunahme von emotionalen Grundfähigkeiten, mit den sich daran bindenden Begabungen, entsteht.* Sie werden erkennbar, da gesunde Grundgefühle das innere Erleben dominieren.

Um diesen Prozess zu veranschaulichen, greife ich noch einmal die harmonische Grundfähigkeit auf. Ich stelle in dem angespro-

---

14 Eine Beschreibung der emotionalen Folgen mangelnder Bindung findet sich beispielsweise bei Posth, R. (2009).

chenem Fallbeispiel fest, dass seine harmonische Fähigkeit, die als musikalische Begabung in Erscheinung tritt, sich **mit Geduld paart.** Ein *Grundgefühl von Frieden* prägt das Erleben, wenn die harmonischen Gefühle und Fähigkeiten erfolgreich Einlass ins eigene Leben finden.

Die Herzbehandlung vollzieht folglich mehrere Schritte: Sie verstärkt gesunde Grundgefühle und hilft dem Patienten, sich auf diese Grundgefühle seiner Persönlichkeit zu besinnen. Der Mensch besinnt sich beispielsweise auf sein *friedliches* Grundgefühl. Es wirkt bereits entstressend, wenn der grundfriedliche Mensch sich wieder friedlich fühlt. Sein *Frieden* dient der Erholung. Gleichzeitig ist das friedliche Grundgefühl eine persönlichkeitsbedingte Eigenschaft, die ungestört bleiben muss. Wenn sie wegfällt, muss auch die Geduld wegfallen, die sich an das *Friedlichsein* bindet. Weniger friedlich sein bedeutet weniger Geduld – ein inneres Signal, das besagt, dass nun schleunigst etwas passieren muss.

In der Herzbehandlung wird nach und nach das Friedlichsein erlebt und damit ein Zugang zu der eigenen Geduld geschaffen. Der Patient kann wachsende *Geduld, wachsendes Friedlichsein und sichere harmonische Grundfähigkeiten am eigenen Leib* erfahren. Hinzu kommt schließlich noch die Erkenntnis, dass dieser Mensch Harmonie tatsächlich *braucht und es als wohltuend empfindet, innerlich friedlich gestimmt und für musikalische Dinge empfänglich zu sein.* Die beschriebene Person lernt sich selbst als friedliebenden Menschen mit einem ausgeprägten Hang zur Musik kennen. Sie begreift Musik als Quelle unverzichtbaren Wohlgefühls. Es zeigen sich grundlegende Strukturen seines Naturells, denen er sich nicht verschließen kann.

Selbstsicherheit entfaltet sich: Fühlt der Patient sich friedlich, dann fühlt er sich bei sich selbst. Seine Geduld erlaubt es ihm, seine Musikalität ausreifen zu lassen. Seine Grundharmonie gibt ihm Sicherheit im Umgang mit anderen Menschen.

Die methodischen Konsequenzen zeichneten sich ab. Ich begann, systematischer die auftauchenden Grundgefühle mit den Begabungen in Beziehung zu setzen. Das Zusammenspiel emotionaler Grundfähigkeiten mit den vorhandenen Begabungen bzw. Grundfähigkeiten rückte in den Vordergrund.

Ist ein Mensch also von Ungeduld geplagt, die sich emotional in Unzufriedenheit oder Ärger äußert, dann ist es nicht das Mittel der Wahl, Geduld zu üben. Ich möchte dann vielmehr herausfinden, woran sich die *Geduld dieses Menschen bindet* und wie ich diese von Geduld getragenen psychischen Elemente zum Tragen bringen kann. Zumeist zeigt sich dann, dass die verinnerlichte Ungeduld bereits eine unrühmliche „Tradition" ist und auf Erfahrungen mit früheren ungeduldigen Bindungspersonen beruht.

Der grundharmonische Mensch hat *im Grunde* immer Zeit (Geduld) für Harmonie. Noterfahrungen sind auch deshalb Noterfahrungen, weil sie den emotionalen Schutz aufbrechen, der sich aus der Einheit von Begabung, Bindungsfähigkeit und Selbstschutz ergibt. Ich stellte in der Praxis fest, dass der harmonische Mensch emotionale Grundfähigkeiten besitzt, welche eine untrennbare Einheit mit der harmonischen Ausprägung seiner Befähigungen bildet, die ihn emotional widerstandsfähiger machen.[15]

---

15 Widerstandsfähigkeit wird hier „Resilienz" genannt; siehe hierzu auch Berndt, C. (2013). Die Bindungsenergetik steuert also psychotherapeutische Möglichkeiten bei, damit sich die Widerstandsfähigkeit erholt und auf eine gesunde Grundlage gestellt wird. Der Zusammenhang von Selbstschutz, Begabung und Bindungsfähigkeiten wirft auch ein neues Licht auf den narzisstischen Selbstschutz, den Reich und andere für die Bildung sogenannter Charakterstrukturen postulieren; siehe Reich, W. (1989).

Dieser Mensch kann geduldiger werden, je mehr er sich mit seinen harmonischen Grundfähigkeiten vertraut macht. Und je geduldiger er wird, desto mehr können seine harmonischen Grundfähigkeiten Früchte tragen.

Für die bindungsenergetische Therapie und ihre Methodologie kann das Beispiel verallgemeinert werden: Der bindungsenergetische Therapieansatz macht sich zur Aufgabe, solche *Einheiten wiederherzustellen und von prägenden und störenden Erfahrungen zu lösen.*

Gebundene Begabungen von prägenden Erfahrungen lösen

Für gewöhnlich befinden sich Menschen, die eine Psychotherapie aufsuchen, in Situationen, die emotionale Grundfähigkeiten vermissen lassen. Es herrscht beispielsweise ein Mangel an Akzeptanz von Tatsachen oder auch ein Mangel an Anerkennung gewisser Notwendigkeiten. Grundgefühle und Emotionen, die von Not zeugen, stören das Innenleben.

Die Behandlung bemisst ihre Wirkung deshalb daran, inwieweit emotionale Grundfähigkeiten – die Ruhe bewahren, gelassen bleiben etc. – zunehmen und inwieweit damit den Störungen des Wohlbefindens Einhalt geboten wird. In einer solchen innerlich und äußerlich bedingten Mangelsituation nutzt die bindungsenergetische Therapie die Begabungen. Sie tut dies, weil die Begabungen mit den emotionalen Grundfähigkeiten verbunden sind. Eine ausgeprägte Auffassungsgabe bindet sich in einem konkreten Fall an tiefes Vertrauen. Auf der Basis von tiefem Vertrauen, das sich an eine große Auffassungsfähigkeit bindet, kann der Betreffende auch seinen eigenen Auffassungen und Schlussfolgerungen trauen. Sein Selbstvertrauen wird stabilisiert.

Folgender Ablauf bildet somit einen *aufbauenden und sich selbst bestätigenden Kreislauf:*

große Auffassungsgabe → **tiefes Vertrauen** → **eigene Auffassungen und Schlussfolgerungen, die wiederum die Auffassungsgabe verwirklichen.**

Dabei wird die eigene Kompetenz erweitert und das Selbstvertrauen *zunehmend* gestärkt. Solche als Herzkreisläufe bezeichneten Kreisläufe bilden den Kern der Herztherapie. Hat ein Mensch Probleme damit, genügend Vertrauen zu sich und zu anderen aufzubauen, dann brauche ich für die Behandlung beide Elemente. Den Vertrauensprozess, in dem ich erfahre, wovon das Vertrauen dieses Menschen abhängt, und die Auffassungsgabe, weil ohne sie kein Selbstvertrauen möglich ist und damit das eigene Vertrauen im Fundament geschwächt bleibt.

Durch die Vertiefung von Vertrauen mit der eigenen Auffassungsgabe wird nicht nur innere Stabilität hinzugewonnen. Stabilität ist nur ein Aspekt der Wirksamkeit einer psychotherapeutischen Methode. Darüber hinaus treten mit der Zeit wiederum die Erfahrungen ins Bewusstsein, die für die Auffassungsgabe prägend waren. Logischerweise ist die Auffassungsgabe – als Anlage – bereits das ganze Leben lang vorhanden. Dieser Vorgang ist von methodischem Interesse, weil eine tiefere Verbundenheit mit sich selbst und eine erfolgreichere soziale Verwurzelung auf dieser Grundlage **auch** dazu führen, prägende Erfahrungen zu lösen. Denn sie sind vor allen Dingen deshalb für den jeweiligen Menschen prägend, *weil die eigenen Anlagen sich scheinbar als ungenügend herausgestellt haben.*

Bei emotional schwierigen und belastenden Erlebnissen greift ein Mensch schließlich unweigerlich auf diese „besten" Fähigkeiten zurück.

2

In unserem Fall können sich die Erfahrungen auf die Ausprägung der Auffassungsgabe dann so auswirken:

Im Zusammenhang mit schwierigen und belastenden Ereignissen war die Auffassungsgabe gefordert. Der Betreffende sah sich Wutattacken und Ungeduld ausgesetzt. Um sich zur Wehr zu setzen, fokussierte sich seine Auffassungsgabe darauf, sich blitzschnell verteidigen zu können. Die Auffassungsgabe wurde emotional mit Ungeduld und Wut verbunden. Auch Angst und das Grundgefühl, „keine Zeit zu haben", werden virulent. Die Auffassungsgabe verbindet sich so mit bestimmten emotional prägenden Ereignissen und nimmt damit eine spezifische Form an. Sie ist in der Folge an Schnelligkeit gebunden und setzt immer wieder Wut in Gang. Dadurch sind weder die Zeit noch die Ruhe da, die für eine sinnvolle Verwendung der Vertrauen begründenden Auffassungsgabe unerlässlich sind.

Auf diese Weise wird ein erfahrungsgebundener Kreislauf, also ein Ablauf, an dessen Ende der Vorgang erneut in Gang gesetzt wird, ersichtlich:

Die blitzschnelle Auffassungsgabe geht einher mit Wutattacken und Angst und fokussiert darauf, „irgendwie die Situation zu bewältigen". Aus ihr geht eine neue Fähigkeit hervor: Dieser Mensch entwickelte ein starkes Durchsetzungsvermögen.

Die Auffassungsgabe stellt sich in diesem Beispiel *in den Dienst der Durchsetzungsfähigkeit*.

Die Durchsetzungsfähigkeit wird als Selbstsicherheit und bei Bedarf als Selbstschutz genutzt. Die Entwicklung von Auffassungsgabe und Vertrauen wird an sie gebunden. Insgesamt entwickelt hier der Betreffende eine *Durchsetzungsfähigkeit aus der Not heraus,* die auf dem genannten Kreislauf basiert. Die Nutzung und Verstärkung der Durchsetzungsfähigkeit prägt diese zunehmend aus.

Sie tritt als Stärke und Ressource in Erscheinung, obwohl sie lediglich eine aggressive Ausformung der ursprünglichen Auffassungsgabe ist und damit eine „Waffe der Not", die zur Abwehr von bereits Erlittenem dient und eben nicht zur Erleichterung des Lebens und einer Erweiterung des eigenen Horizonts.

Die Aufgabe der bindungsenergetischen Therapie ist es, die Gebundenheit dieser Gabe an prägende Erfahrungen zu lösen. In diesem Fall erweist sich eine Verstärkung und Unterstützung der Durchsetzungsfähigkeit als therapeutischer Kunstfehler, weil sie ja an BELASTENDE Erfahrungen gebunden bleibt. Der Gedankengang – „was bindet sich eigentlich woran und was wird durch den konstanten Ablauf eigentlich gewonnen?" – verlangt also von mir, zwischen den Ressourcen und ihren jeweiligen Auswirkungen zu differenzieren. Nur weil ich eine Ressource vor mir habe, bin ich therapeutisch noch lange nicht auf dem Weg der Genesung.

So an emotionale Erfahrungen gebunden kann sich die Auffassungsgabe nicht voll entfalten. Die Durchsetzungsfähigkeit gründet und **sorgt weiter** für einen Mangel an Vertrauen, weil sie auf prägenden Erfahrungen, die Vertrauen vermissen lassen, *aufbaut*. Die weitere Verstärkung der Durchsetzungsfähigkeit würde also dafür sorgen, dass tiefes Vertrauen als emotionales Fundament auf der Strecke bleibt. Es ist hier also zu berücksichtigen, dass die Auffassungsgabe so lange in der Funktion emotionaler Sicherheit steht, wie der Gewinn an Durchsetzungsfähigkeit Vorrang vor den ursprünglichen Grundfähigkeiten besitzt. Die Ausprägung der Durchsetzungsfähigkeit begründet sich schließlich aus Bindungsmangelerfahrungen. Sie dient der Bewältigung und nicht der Freude. Die Hochgefühle, welche mit Begabungen einhergehen, kommen auf der Grundlage sich selbst stabilisierender Durchsetzungsfähigkeit nicht zum Tragen. Durchsetzungsfähigkeit und

Bewältigungsabsicht beherrschen das emotionale Bild. Die Durchsetzungsfähigkeit ist zugleich ein unzureichender Selbstschutz, weil er einseitig auf Bedrohungsabwehr abzielt. Sie erkennt einerseits Situationen viel zu schnell als bedrohlich und mobilisiert Verteidigungsreaktion, andererseits wächst hier kein Vertrauen, in dem der Mensch selbst sich einbezogen erlebt.

Andere Begabungen kommen ebenfalls nicht zum Tragen. Mit der Form der „blitzschnellen Auffassungsgabe" bleibt die Ungeduld bestehen. Aus ihr werden wieder neue Angst (nicht genug Zeit haben, alles Relevante zu erfassen) und neue Wut (das geht hier zu langsam) geboren.

Die Aufgabe der Herztherapie besteht darin, über die Stärkung von Vertrauen in die Auffassungsgabe zu Ruhe in den Gedankengängen und zu eigenen Einsichten zu gelangen. Damit einher geht der Aufbau einer *sicher gebundenen Auffassungsgabe*. Ist die Durchsetzungsfähigkeit als scheinbare Stärke erst entlarvt, dann können andere Entwicklungen der Auffassungsgabe ins Auge gefasst werden. Der betroffene Mensch bemerkt beispielsweise, dass er eigentlich ein **lerngeduldiger** Mensch ist und dass bei der Tätigkeit des Lernens seine Auffassungsgabe zu wohltuender Anwendung kommt. Das Lernen ermöglicht wiederum neue Selbstsicherheit und Stärke, gepaart mit wachsendem Vertrauen und der neuen(!) Erfahrung, selbst geduldig zu sein, sodass die alte Stärke der Durchsetzungsfähigkeit, die immer wieder Angst und Wut reproduziert, allmählich zurückweichen kann.

Das Grundprinzip der Herzmethode wird erkennbar. **Indem ich eine emotionale Bindung auf der Basis von eigenen Anlagen ermögliche, lassen sich an Noterfahrungen gebundene Strukturen wandeln.**

An die Stelle der Bewältigung treten dann beispielsweise eigene Interessen. Gleichzeitig lernt der Behandelte leichter zu erkennen, wann er in das emotional „eingefahrene Fahrwasser", welches durch Ungeduld und Wut gekennzeichnet ist, gerät.

Noch einmal zusammenfassend:
Vermittelt durch die Öffnung der Selbstwahrnehmung von der Wahrnehmung des Herz-Kreislauf-Systems her, fanden Fähigkeiten (die landläufig „Talente" oder „Begabungen" genannt werden) den Weg in die Selbstwahrnehmung. Sie füllten nun die Behandlung. Aus ihnen besteht dann der Stoff der Therapie. Wir – mein Patient und ich – lernen sie kennen und lassen sie nicht mehr aus den Augen.

Wir wirken sie sich im Kopf aus? Welche weiteren Fähigkeiten lassen sich aus ihnen entwickeln? Und welche neue emotionale Basis wird durch sie begründet?

Die Entfaltung der eigenen Begabungen wirkt sich in weitreichender Weise auf das Leben des Menschen aus. Eine interessante Beobachtung zeigt, dass die emotionale Sicherheit mehr und mehr wächst. Erfahrungen, die von Schutzlosigkeit geprägt waren, verlieren an Einfluss. Solche Erfahrungen, die aus ausgelieferten Situationen stammen, prägen in den Betroffenen oftmals eine Überempfindlichkeit, eine Verletzlichkeit oder auch eine „Überberührbarkeit" aus. Eine durchaus verständliche Form der Übersensibilisierung, da die prägenden Erfahrungen in Zukunft verhindert werden sollen. Allerdings auch eine Ausprägung, die eben dafür sorgt, dass der solchermaßen geprägte Mensch zu sensibel reagiert. Jedenfalls ließ solche *Übersensibilisierung nach,* wenn dieser Klient sich zunehmend auf seine Gaben und Begabungen besann, indem er sich selbst und die Welt mehr als zuvor unter dem Einfluss der Herzwahrnehmung kennenlernte. Die Entwicklung kann aber genauso gegenteilig gelagert sein. Eine Lethargie, eine Unberührbarkeit oder Gleichgültigkeit können zunehmender Sensibilisierung weichen. Prägende Erfahrungen können dazu führen, dass sich die Verletzlichkeit eines Menschen zu sehr ausgeprägt hat. Ihr wird durch die Behandlung entgegengewirkt. Gleiches gilt für die Ausprägung von Kränkbarkeit und der sich daran bindenden *Kränkungsbereitschaft. Sie wird reduziert, indem anlagenkonforme Eigenheiten wieder prägend für das eigene Selbsterleben werden. So können, ganz grundsätzlich formuliert, notgeprägte psychische Strukturen wieder den Selbstschutz gebenden Anlagen weichen.*

Im Resultat lassen die Ergebnisse folgende Feststellung zu:
Die eigenen emotionalen Grundfähigkeiten werden wieder Grundlage der eigenen Begabungen und ermöglichen im Zusammenspiel mit ihnen einen wachsenden und gesunden Selbstschutz.

Auch wenn der heutzutage übliche Vergleich mit anderen Begabten diese oft in ein unzureichendes Licht setzt, trägt die Herzbehandlung dazu bei, sich auf ihre Verlässlichkeit zu besinnen. Denn wer seine Begabung verliert oder gering schätzt, weil andere mit ihren Begabungen sozial erfolgreicher sind, verliert den elementaren Selbstschutz. Die bindungsenergetische Herzmethode findet einen sinnlich emotionalen Zugang zu den eigenen Begabungen und baut dadurch den ureigenen Selbstschutz wieder auf. Auf organische Weise wandelt sich die Therapiemethode von einer nur emotional fundierten Therapierichtung zu einer ebenso kompetenzorientierten Therapie, die andere Strategien der Lebensbewältigung ermöglicht, indem sie Begabungen zu einem bindenden (d. h. festen und unumstößlichen) Element des eigenen Erlebens transformiert.

Text 3

Eigensinn schärfen

Wahrnehmungsstark werden

Wie sinnvoll ist es, den Patienten ständig an motivierende Grundgefühle zu erinnern? Und was geschieht, wenn Hoffnungen, Sehnsüchte, Mut oder Freude dauerhaft an seine Wahrnehmung rühren? Jede Anwendung einer therapeutischen Methode hat generell zur Folge, dass nur bestimmte Inhalte und Erfahrungen vertieft werden können. Dadurch werden nur gewisse Umstände und Sachverhalte berücksichtigt. Sie werden verstärkt wahrgenommen und die dazugehörigen Inhalte gedanklich vertieft. Im Falle der Herzbehandlung sorgt die Methode dafür, dass motivierende Gefühle und grundlegende Eigenschaften keinesfalls in Vergessenheit geraten. *Sie bilden den Erfahrungshintergrund, den diese Therapie anbietet.*

Durch Wiederholungen der Bewegungsverstärkung vom Herzen potenzieren sich zwangsläufig „Herzzustände". Dies ist dadurch möglich, weil jedes Einfühlen, jedes Verständnis sowie jede Feinfühligkeit und jede Wahrnehmung immer auch auf die Wirkung vom Herzen gerichtet ist. Ich konnte diese Herzzustände als *Grundgefühle* und *Grundeigenschaften* identifizieren. Sie charakterisieren die authentische Persönlichkeit und „klopfen" an die Tür zur Wahrnehmung. Vielleicht „klopfen" sie nur subtil. Aber mit Gewissheit *werden* sie sich sinnlich in Erinnerung rufen, so wie auch jede traumatische Erfahrung, jede Zurückweisung, jede

Kritik und jeder Misserfolg irgendwann auf sich aufmerksam machen. Solche Grundgefühle und Eigenschaften können sich darauf berufen, dass der Mensch im Grunde eben so ist und sich entsprechend fühlt. Sie sind zeitlos. Eine grundsätzlich mutige Person wird früher oder später ihren Mut wiederfinden, wenn sie wieder und wieder sich selbst im Grunde wahrnehmen lernt. Mit der Zeit wird Gewissheit, dass sie grundsätzlich mutig ist; und wenn sie sich wieder mutig fühlt, dann ist sie auch voller Taten und Tatendrang. Eine im Grunde liebevolle Person ist ausgefüllt von Liebe und sorgt sich gerne. Eine im Grunde gütige Person fühlt sich tief dankbar und ist aus voller Wertschätzung heraus aktiv.

Solche Grundgefühle bzw. Grundeigenschaften[16] sind von großer therapeutischer Relevanz, weil sie den aus der Not gewonnenen Grundgefühlen bzw. Eigenschaften – die typischerweise das Bild einer Behandlungssituation prägen – mit einer erstarkenden Persönlichkeit begegnen.

Sich abgelehnt fühlen, gekränkt sein, mutlos sein, ambivalent und unentschlossen oder willenlos sein: Es ist eine beinahe endlos lange Liste von Grundgefühlen, die sich aus prägenden Erfahrungen ableiten lassen. Sie dokumentieren einen emotionalen Mangel (im weitesten Sinne des Wortes) und erinnern den Menschen beispielsweise daran, dass nicht ausreicht, was er vermochte, nicht erwünscht ist, was er wollte, und nicht gefragt ist, was er oder sie zu sagen hatte. Diese mangelbedingten Grundgefühle schwächen die Grundfähigkeiten der Persönlichkeit. Die eigene Wahrnehmung wird damit ebenfalls geschwächt. Die Ausdrucksformen einer solchen Schwächung sind vielfältig: Stimmt mein Urteil? Es gibt tiefe Zweifel! Tausende Bedenken! Permanente Einwände! Es ist unmittelbar einsichtig, dass die letzte Liste von Grundgefühlen einen

---

16 Siehe auch Begriffsbestimmung im Glossar.

komplett anderen Wahrnehmungshintergrund[17] bildet und die Welt in einem gänzlich anderen Licht erscheinen lässt als die Wahrnehmung von Grundgefühlen, die in der ersten Liste genannt wurden. Die therapeutische Methode stellt einen Wahrnehmungshintergrund zur Verfügung, der auf wachsende Wahrnehmungs*sicherheit* abzielt.

Die beträchtliche Fokussierung auf die Herzwahrnehmung (und die daran gebundene Entwicklung der Selbstwahrnehmung) charakterisiert entsprechend die Behandlung, denn sie führt zum Aufbau von Wahrnehmungssicherheit.

Was, fragte ich mich, potenziert die Herzbehandlung, wenn sie *wiederholt* Grundzustände (die sich vom Herzen ausgehend in das psychische und körperliche Erleben fortsetzen) in der Wahrnehmung betont?

Ein Beispiel:
Eine Patientin lernt sich selbst vermittelt durch die Herzwahrnehmung kennen. Zu ihrer Überraschung erfährt sie, dass Schönheit eine Grundeigenschaft ihrer Persönlichkeit ist. Die Herzwahrnehmung eröffnet *wieder und wieder,* dass Schönheit eine Grundeigenschaft ihrer Persönlichkeit ist. Durch die Wiederholungen stellt sich heraus, dass die Frau nicht nur schön ist, sondern dass sie durch diese Grundeigenschaft auch eine ausgeprägte Wahrnehmungsbefähigung in Sachen **Schönheit** besitzt. Sie hat einen ausgeprägten Sinn für Schönes. Das Schöne bzw. der Sinn für Schönheit prägt ihre Wahrnehmung.
Dies ist ein therapeutisch wertvolles Element, weil hier der Sinn für das Schöne anderen Wahrnehmungen entgegengesetzt werden kann. Der Sinn für das Schöne, der unter entsprechenden Um-

---

17 In der bindungsenergetischen Psychotherapie gilt das Prinzip, nach Möglichkeit nicht die Noterfahrungen zum Erfahrungshintergrund zu machen.

ständen verloren ging, kann wieder angesprochen und gestärkt werden. Das Schöne im Leben bindet sie an ihre motivierenden Grundgefühle. Das Schöne schenkt ihr mehr und mehr Sinn. Sie nimmt immer umfassender wahr, dass Schönes sie motiviert. Die Befähigung, das Schöne erkennen zu können, lässt sich im Prinzip beliebig vervielfältigen und differenzieren. Diese Wahrnehmungsstärke prägt dann jegliche sinnliche Erkenntnis: schöne Berührungen, schöne Aussichten, schöne Formulierungen, schöne Freunde, schöne Berührungen etc.

Die Vertiefung der Herzwahrnehmung ermöglicht – über die Stärkung der Eigenwahrnehmung –, den eigenen Sinn für das Schöne zum dominanten Hintergrund für das Erleben zu machen. Ich nannte die ausgeprägte Wahrnehmungsfähigkeit einfachheitshalber *Herzpotenz*. Sie kristallisierte sich erstens über die Herzwahrnehmung heraus und zweitens hat sie die Eigenschaft, sich zu potenzieren. Die Herzpotenz beschreibt somit die *Wahrnehmungsstärke*. Die Herzwahrnehmung bildet generell den Mittelpunkt der Methode, weil sie allen anderen Wahrnehmungen von Berührung – über Sehen, Hören, Schmecken und Empfinden – eine innere Grundausrichtung bietet, die an die Person selbst gebunden ist. Sie wirkt damit persönlichkeitsstärkend. Sie liegt also auch hier auf der generellen und methodischen Linie dieser Therapie, die prägenden Einflüsse durch die Stärkung der Eigenheit zu entlasten und zu ersetzen.

Zudem konnte ich beobachten, dass die Möglichkeiten, die sich dem Behandelten öffnen (wenn sie sich von der Herzwahrnehmung her eröffnen), sicherer zu weiteren Stärken und Eigenheiten[18] führen. Die Selbstwahrnehmung wird dadurch insgesamt stabilisiert und geschult.

---

18 Der Begriff „Eigenheit" umfasst die Summe der authentischen Eigenschaften der Persönlichkeit.

In unserem Beispiel des ausgeprägten Sinnes für Schönheit heißt das: Diese Person nimmt deutlicher wahr, wann und wie sie sich selbst „verliert", wenn sie ihren Sinn für Schönheit verliert. Und sie nimmt deutlicher wahr, wie bedeutend die Orientierung am Schönen dafür ist, Wohlgefühl und Selbstsicherheit zu ermöglichen. Der Sinn für das Schöne im Leben macht ihr Leben lebenswert. Den vielen inneren und äußeren Bedingungen, die zu Sinnlosigkeit und Bedeutungslosigkeit führen, kann durch die Vertiefung der Herzwahrnehmung/Sinn für Schönheit aktiv etwas entgegengesetzt werden.

Die Wahrnehmung der Schönheit, in ihr und um sie herum, stärkt außerdem die innere Verbundenheit mit ihren Begabungen. Die Wahrnehmung der Welt entwickelt sich in einer Weise, welche die *Wahrnehmung von schönen Möglichkeiten* potenziert und damit die Verbundenheit festigt. Andere Wahrnehmungen können diesen Schöngeist weniger dominieren. Die Stabilisierung dieser Wahrnehmungsveranlagung sorgt dafür, dass sie sich nicht so schnell von anderen Eindrücken aus ihrer inneren Ruhe und Beständigkeit (oder entsprechend anderen markanten Grundeigenschaften) bringen lässt. Die Einzigartigkeit der Art, in der jeder Mensch die Welt wahrnimmt, wird so durch die Methode gestützt und gefördert. Die sogenannte Herzpotenz zeigt sich als Grundeigenschaft und als Wahrnehmungsstärke.

Finde ich, um ein anderes Beispiel zu nennen, **aufrichtige Fürsorge** als Wahrnehmungsstärke, dann offenbart sich eine ganz andere Dominanz in der Wahrnehmung, die wiederum gänzlich andere Ausprägungen in der Grundorientierung zur Folge hat. Während im ersten Fall ein Wahrnehmungstalent darin besteht, Schönheit zu erkennen und zu entwickeln, besteht hier ein Fürsorgetalent. Ein Wahrnehmungstalent, welches sich beispielsweise durch ausgeprägte soziale Fähigkeiten und eine besondere Begabung, Verantwortung wahrzunehmen, auszeichnet.

Der Vergleich Hunderter Fälle führte mich zu folgendem Schluss: *Aus der Eigenwahrnehmung wird eine eigene Form der Wahrnehmungsveranlagung bzw. einer eigenen Wahrnehmungsstärke ersichtlich.* Die Wahrnehmungsstärke zeichnet sich durch wiederholtes Einfühlen in einen Menschen über seine „Herzverfassung" deutlich ab. Ich nannte diese Wahrnehmungsveranlagung auch deshalb *Herzpotenz, weil sie auf einer Befähigung der Person gründet, die sich klar über die Herzwahrnehmung abbildet und die sich im Prinzip endlos potenzieren bzw. vervielfältigen lässt.*

Das methodische Prinzip der bindungsenergetischen Therapie besteht also darin, die „natürliche" Wahrnehmungsgrundlage wiederherzustellen und aus ihr sinnvolle Perspektiven zu eröffnen, die dabei – aufgrund der wachsenden Wahrnehmungsfähigkeit – auch bisher abgewehrte Wahrnehmungen in den Bereich der Wahrnehmungs- und Lösungsfähigkeit hineinzieht.

Im Hinblick auf die Methode konnte ich festhalten: Es ist möglich, durch Vertiefung der Herzwahrnehmung zu Grundeigenschaften vorzustoßen, die sich in der Wahrnehmungsfähigkeit als Stärke widerspiegeln.

Was ist Bindungspotenz?

In der weiteren Entwicklung der Bindungsenergetik richtete ich mein Augenmerk auf das Wechselspiel von Wahrnehmungsstärke und Befähigung. Ich betrachtete eine sichere eigene Einschätzung hier und eine ausgeprägte Fähigkeit dort. Dabei sah ich beispielsweise eine Eigenwahrnehmung, die von Fürsorge geprägt war. Sie bündelte die Wahrnehmung unter dem Gesichtspunkt der

Fürsorge. Sie entwickelte einen Blick für die Dinge, die benötigt werden. Sie dachte an das, wofür zu sorgen war. Sie sah, wer was brauchte. In der Wahrnehmungsstärke zeigte sich die Befähigung zur Fürsorge.

Diese beiden sind aneinander gebunden. Die Wahrnehmungsstärke wäre gar keine echte Stärke, wenn sie nicht auf einer entsprechenden Befähigung basieren würde.

Ist ein anderer Mensch in einer Weise geprägt worden, die für ihn zur Folge hat, dass er in aller Vielfalt die Fürsorgemöglichkeiten und Fürsorgenotwendigkeiten wahrzunehmen lernt (ohne dass diese Wahrnehmung auf seiner Befähigung gründet), dann wird diese Wahrnehmung zur Belastung. Die Fürsorge macht dann für ihn selbst nicht wirklich Sinn. In der Herzbehandlung entfaltet sich die Wahrnehmungsstärke durch eine Grundeigenschaft. Der mit Fürsorge begabte Mensch nimmt in zunehmendem Maße wahr, in welchem Ausmaß er **fürsorglich** ist.

Ich begegnete bei meinen Beobachtungen dem Phänomen, dass sich im Zusammenhang mit der Wahrnehmungsstärke verschiedene Fähigkeiten und Fertigkeiten bündeln. Sie binden sich an die Grundeigenschaft. Ein grundfürsorglicher Mann oder eine grundfürsorgliche Frau, also zwei Menschen, die von ihrer Persönlichkeitsanlage über diese Eigenschaft verfügen, entwickeln auch eine fürsorgliche Wahrnehmung. Die daran gebundenen Fähigkeiten werden gebündelt, potenzieren sich und prägen *die Grundfähigkeit in der Wahrnehmung* aus. Dadurch erschaffen sie beispielsweise eine fürsorgelastige Wahrnehmung. Allerdings wird hier eine „Einseitigkeit" erzeugt, die einen sicheren Zugang zur Realität ermöglicht und von da ausgehend beliebig erweiterbar und vervielfältigbar ist. Wieder drängt sich der Begriff der Herzpotenz auf, der in diesem Sinne als Bindungspotenz begriffen werden kann. Sie ist eine *Bindungspotenz,* weil beispielsweise der fürsorgliche Mensch (durch seine Grundfähigkeit zur Fürsorge) fürsorglich umsichtig ist, für Fürsorge ein Feingefühl entwickelt, über Fürsorge ein Mitgefühl aufbaut etc. In der Herzpotenz bzw. der Bindungspotenz werden die Eigenschaften und die darin liegenden Fähigkeiten angesprochen, die den Menschen bindungsaktiv machen. Hier ist die Quelle von Achtsamkeit, von Behüten und von Beschützen. Alle Attribute sind vorhanden, die benötigt werden, um eine sichere emotionale Bindung aufzubauen. Dieser Mensch erlebt dann seine Potenz über die Fürsorge und kann sich als fürsorgestark bzw. als im hohen Maße zur Fürsorge befähigt begreifen. Ein fürsorglicher Mensch ist fürsorgemotiviert und nimmt fürsorgerelevante Merkmale der Realität in potenzierter Weise wahr. Dies führt also zu einer sinnvollen Beschränkung der Wahrnehmung aufgrund der eigenen Befähigung. Der Mensch kann sich dann in seinen Wahrnehmungsmöglichkeiten auf sicherem Gebiet bewegen und somit Verunsicherungen oder Wahrnehmungsbeschränkungen entgegenwirken. Die bisherigen Erfahrungen ermöglichen die Aussage, dass *die Eigenwahrnehmung die beste Grundlage für ein Gleichgewicht von Öffnung und Stabilität in der Wahrnehmung bietet.*[19]

Die therapeutisch relevante Neuigkeit besteht darin, dass die Eigenwahrnehmung einen sicheren Realitätsbezug auf der Grundlage von motivierenden Gefühlen ermöglicht. Sie gründet auf einer Bündelung von eigenen Fähigkeiten, die sicher zum Aufbau emotionaler Bindung führt.
Ich konnte somit einen Kardinalpunkt in der Entwicklung der bindungsenergetischen Therapiemethode beschreiben:
Die sogenannte Herzpotenz bzw. Bindungspotenz ist von großem methodischen Interesse, weil sie den Menschen die eigenen Stärken und

---

19 Siehe für weitere Informationen im Glossar.

Schwächen sicherer wahrnehmen lässt. Die Bindungspotenz eröffnete mir einen geschützten Zugang, damit die eigenen Begabungen auch in den Möglichkeiten der eigenen Wahrnehmung zum Tragen kommen.

Die Bindungspotenz wird in allen Fällen als Quelle von Frische und Energie empfunden. Sie gründet auf einer besonderen Befähigung, die wahrnehmungsdominierend wird und damit sich selbst einen sinnvollen Zugang zur Realität ermöglicht. Sie ist ihrer Natur nach individuell und ein Teil der authentischen Persönlichkeit. Die Persönlichkeit wird durch ihre Ausformung ebenfalls ausgeprägt, denn sie ist ein anlagebedingter Teil der Persönlichkeit.

Um die Bindungspotenz entfalten zu können, ist es nötig, die Eigenarten und Beschränkungen, die sich ihr in den Weg stellen, zu erfassen. Für die Schönheitsbegabte ist alles Hässliche ein Gräuel und dem Fürsorgebegabten setzt ein Mangel an Fürsorglichkeit schwer zu.

Die Bindungspotenz kann beschränkt werden durch erworbene Eigenschaften, die ihr zuwiderlaufen. Beispielsweise musste die Frau, die einen ausgeprägten Sinn für Schönheit besitzt, Härte erlernen. Die Härte hat sie zu spüren bekommen. Einschneidende Erfahrungen haben ihr nachdrücklich die Härte des Lebens gezeigt. Die Prägung hat ihre Wahrnehmung verändert. Sie sieht jetzt, wie hart das Leben sein kann. Ihr Sehen ist hart geworden. Diese Sehhärte hat dann zur Folge, dass ihr Blick für das Schöne verstellt wird. Die Aufgabe der bindungsenergetischen Therapie besteht darin, ihren Sinn für Schönes, ihren persönlichen Lebenssinn, als Grundfähigkeit zurückzugewinnen. Sie kann nicht so ohne Weiteres von der Härte in ihren Sichtweisen ablassen. Schließlich kann sie inzwischen alle Merkmale, die die Härte in der Wirklichkeit bestätigen, leicht wahrnehmen. Sie findet auch völlig unproblematisch vielfache Beweise für das „harte Leben".

Um die eigene Wahrnehmungsveranlagung zu entfalten, ist es nun nötig, sie von der geprägten Art der Wahrnehmung zu differenzieren, sodass die Patientin einen umfassenderen Horizont erhält.

Um die Wahrnehmungsstärke auch im Bereich des Sehens erfahrbar zu machen, ist es nötig, eine weitere methodische Differenzierung vorzunehmen. In diesem Fall wird das *Sich-Hineinversetzen* als therapeutisches Instrument wiederholt und konsequent auch auf die Augen angewendet. Etwa so: „Wenn ich mich in dein Sehen hineinversetze, dann erfahre ich ...", „Wenn ich mal versuche, die Sache mit deinen Augen zu sehen, dann tritt mir Folgendes vor Augen ...". Beständig angewendet beginnt die Frau, mit ihrer Art des Sehens Kontakt aufzunehmen. Es kommt zu Gesprächen, die sich um ihre Seherfahrungen und Sichtweisen drehen. Das ergibt neue Einsichten und andere Ansichten, die zu vertiefender Seherfahrung und Weiterentwicklung im Sehen führen. Im Prinzip kann das „Sich-ins-Sehen-Hineinversetzen" so lange verfolgt werden, bis der Therapeut die Welt gewissermaßen mit den Augen der Klientin/der Patientin sehen kann. Sie wiederum nimmt zunehmend deutlicher wahr, auf welche Weise sie zu sehen gelernt hat. Dabei kristallisieren sich unvermeidlich die anlagebedingte Sehform und die geprägte Sehanlage heraus. Wenn die schönheitsbezogene Frau die „Härte des Lebens" als Fokus im Auge hat, dann sieht sie situationsbezogen. Diese Art des Sehens hat sich aus einschneidenden Situationen, die hart waren, entwickelt. Die Härte und das situative Sehen gehören in ihrem Fall zusammen. Die Rückkehr zu einer anlagegemäßen Form des Sehens ist auch notwendig, um sich dauerhaft von den Folgen dieser Härten zu entbinden. Jede Form des Sehens kann anlagekonform oder durch Noterfahrungen geprägt worden sein. Erfolgsbezogenes Sehen kann gemäß der Wahrnehmungsstärke entsprechen oder ihr widersprechen. Gleiches gilt für zielbezogenes Sehen oder problembezogenes Sehen etc. Solche Wechsel im Augenmaß sind von bahnbrechender

Bedeutung, um Menschen zu helfen, die in einer Sehbezogenheit gefangen sind und nicht aus eigener Kraft herausfinden.

Welche Sehweise ist durch Prägung entstanden und wie sieht das anlagebedingte Sehen aus? Die Beantwortung dieser Fragen folgt der bekannten Linie, dass gelungene emotionale Bindung den Vorrang vor notdominierten psychischen Strukturen erhält. Die Augenbehandlung hat zwar durch die Motivation und durch die Herzwahrnehmung mächtige Unterstützung und doch bildet sie einen eigenen therapeutischen Bereich, der bei Bedarf in den Mittelpunkt der Behandlung gestellt wird.

Ist die Behandlung erfolgreich, dann zeigt sich die Veränderung des Sehens darin, dass der Patient wieder mit ganz anderen Augen sehen kann. Er kann wieder mit seinen ureigenen Augen, denen er vertrauen kann, in die Welt schauen. Eine Welt, die mit den sehgeprägten Augen und den daran gebundenen Einschätzungen und Vorstellungen, die in der gewohnten Lebensorientierung zum Vorschein kommen, nicht vereinbar ist. Eigene Perspektiven können dann notgeprägte Perspektiven ablösen. Perspektiven können durch eigene Befähigung wieder selbst **entwickelt werden.** Es sind dann eigene und flexiblere Perspektiven.

Die Wahrnehmungsstärke bildet einen eigenen Fokus. Sie ermöglicht es, die eigenen Möglichkeiten und Beschränkungen klarer zu **sehen.** So kann der Grundsatz „Nutze deine Möglichkeiten!" durch die Entfaltung der Wahrnehmungsveranlagung der Realität nähergebracht werden. Dafür ist die Beseitigung der Wahrnehmungsbehinderungen, die durch Prägung entstanden sind, notwendig.

Die Erfahrungen aus der Augenbehandlung offenbaren noch weitere therapeutische Einsichten in das, was der Mensch teilt und mitteilt, wenn seine Eigenwahrnehmung wieder zu alter

Stärke zurückfindet. Mehr und mehr wird zur Sprache gebracht, wie ein Thema sich aus der Perspektive der Bindungspotenz darstellt. Die Art der Mitteilungen orientiert sich dann an den eigenen Wahrnehmungsmöglichkeiten und nicht mehr an Mangelerfahrungen und an den Fremdeinflüssen, die zuvor das Sehen dominiert haben.

Eigensinn schärfen

Durch meine Beobachtungen kam ich zu dem Ergebnis, dass die Wahrnehmungsstärke durch *Eigensinnigkeit*[20] zum Ausdruck kommt. Bei langfristigen Analysen stellte ich fest, dass sich die Eigensinnigkeit verändert hatte. Patienten ließen nicht mehr zu, was ihnen wirklich „gegen den Strich" ging. Ihr Eigensinn hatte nun mehr Gespür für das, was sie taten und wie sie es taten. Sie hatten weniger im Blick, was alles gegen ihre Motive und Vorhaben sprechen könnte. Einwände und Zweifel verloren an Wirkung. Entschlossenheit und Einforderung ureigener Rechte nahmen zu. Es entwickelte sich eine sinnvolle Beschränkung auf das, was ein Mensch zulässt und was „gar nicht geht". Eigensinn zeigte sich an der umgangssprachlich als **„No-Go"** bezeichneten Schranke. Das No-Go wurde häufig „ausgewechselt". Der ursprüngliche Eigensinn nahm damit Konturen an. Die Patienten merkten eindrücklicher, was sie im Namen ihrer Persönlichkeit in jedem Fall einhalten müssen und was für sie keinesfalls akzeptabel ist. Die Schranken, die ihnen durch Erziehung gesetzt worden waren, verloren ihren absolut zwingenden Charakter.

---

20 Ich verwende den Begriff „Eigensinn" in einem eher ungebräuchlichen Sinn. Er umschreibt die Wahrnehmungsveranlagung eines Menschen und ihre Prägung; siehe auch die Begriffserläuterungen im Glossar.

Ich stellte fest, dass ich ein therapeutisches Instrument gefunden hatte, das einen **therapeutischen Einfluss auf den Eigensinn** eines Menschen ausübt. Meine Beobachtungen waren folgende: Ich konnte einen anlagebedingten Eigensinn beobachten und ich sah einen Eigensinn, der in der Tradition dessen stand, was der Mensch alles erlernt hatte, wenn es darum geht, was unbedingt eingehalten werden muss und was keinesfalls geschehen darf.

Der anlagebedingte Eigensinn stabilisiert den Menschen, indem er sicherer zu sich selbst Kontakt hält, weil er zu Grundbefähigungen und zur Wahrnehmungsstärke Kontakt hält. Er sorgt dafür, dass die eigene Wahrnehmung an Klarheit gewinnt, und bildet einen eigenen Weg zum Verstand, weil der Mensch deutlicher erkennt, was Sinn macht und was nicht. *Die Fähigkeit zur Einsicht nimmt zu.* Der ursprüngliche Eigensinn kann so wieder zu einem sinnvollen Grundmaßstab werden, der an die Person selbst und an die Realität angelegt werden kann. Die Therapie der Bindungspotenz hat folglich einen Einfluss darauf, mit welchem Augenmaß ein Mensch die Welt betrachtet. Das Ziel der bindungsenergetischen Therapie besteht darin, dass dieses Augenmaß ein *eigenes* und kein *fremdes* Maß ist.

Dieses Ziel hat großes Gewicht, weil bindungsunsichere Situationen als Fremdheitserfahrung verinnerlicht werden. Aus ihnen gehen dann fremde Maßstäbe hervor, die sich ins Gehirn einprägen.[21] Eigensinn bietet damit eine konkrete Alternative zu einer Grundorientierung, die aufgrund von Angst und Unsicherheit und deren erfolgreicher Abwehr entstanden ist.

Die therapeutische Erfahrung lehrt bei genauerer Betrachtung, dass Eigensinn aus einer Befähigung entspringt, die es erlaubt, die Welt aus einem inneren Reichtum heraus wahrnehmen zu können. Die Konstellation ist dabei immer wieder die gleiche:

---

21 Siehe hierzu Band 1 dieser Reihe „Das erfolgreiche Streben nach Sicherheit".

Der Mensch erfährt sich als Vermögender:

„Ich habe Pläne, jederzeit, immer wieder aufs Neue und bei jeder Gelegenheit."

„Ich finde Lösungen. Im Grunde reizt mich jedes Problem, weil ich weiß, dass ich immer wieder Lösungen finde."

„Ich habe gute Gefühle. Viele und immer wieder gute Gefühle."

„Mir fällt etwas ein. Garantiert."

„Ich mache mir ein Bild und bin immer wieder im Bilde."

„Ich habe einen weiteren Gedanken und noch einen und noch einen – und bin darüber fasziniert, was sie mir eröffnen."

„Ich habe Träume, immer wieder Träume, die mir erstrebenswert erscheinen."

„Ich habe Sehnsüchte oder Hoffnungen. Sie machen mich neugierig aufs Leben."

Dieser Reichtum macht unabhängiger, weil der „Nachschub" gesichert ist.

Der notgeprägte Eigensinn sorgt hingegen dafür, dass „eine Welt zusammenbricht", wenn ein Traum zerplatzt, oder dass Verwirrung herrscht, wenn eigene Einschätzungen oder das eigene Bild von der Realität nicht mehr zutreffend sind. In diesem Fall kommt es zu inneren emotionalen Prozessen, die den Menschen unwohl sein lassen. Das Festhalten an solchen Ideen, Träumen etc. führt wieder in eine innere Notsituation und unterscheidet sich entsprechend grundlegend von den befähigungsbedingten Eigenheiten. Anlagebedingte Eigenheiten können wegen ihrer Befähigung aus sich selbst heraus Kräfte entwickeln, die den Menschen weiterführen.

Ein vernunftbegabter Mensch besteht also nicht nur auf seine Vernunft und fordert sie ein. Sie erlaubt ihm auch von allem, was unvernünftig erscheint, ablassen zu können. Er verrennt sich also nicht in seine Wahrnehmung der Dinge oder wird unzugänglich, wenn etwas außerhalb seines vernunftbetonten Rahmens liegt.

Daher wird er es sich nicht erlauben, „wider die Vernunft zu handeln", weil er dann tatsächlich erleben würde, dass ihm das nicht guttäte. Ein Vorgang, der sich so bei einem Menschen, der lediglich zur Vernunft erzogen wurde, nicht abspielt. Innerer Reichtum und Wohlbefinden sind also zwei Kriterien, die wiederum eine Selbstüberprüfung der Methode ermöglichen. Sie müssen beide Bestand haben, wenn der anlagebedingte Eigensinn aktiviert ist.

Der wahrhaft Vernunft*begabte* korrigiert sich, wenn er zu sehr von seinem Sinn für das Vernünftige abweicht, während der Vernunft*erzogene* sich durchaus problemlos der Vernunft widersetzen kann, weil er vielleicht auf sein Recht auf Freizeit pocht oder Freizeit in seinem geprägten Eigensinn das Maß aller Dinge ist. Er kann dann nicht *wahrnehmen,* er kann nicht *sehen,* dass er sich selber schadet, wenn er wider seine eigene Vernunft handelt. Der wahrhaft Vernünftige muss sich selbst korrigieren, weil ihm seine eigenen Handlungen und Urteile nicht mehr als seine eigenen erscheinen; denn jenseits der Vernunft ist er nicht mehr er selbst. Er muss der Vernunft treu bleiben, um sich selbst treu zu bleiben. Die Vernunft ist dann Zugang und Grundlage für seine eigenen, eben vernunftbezogenen Wahrnehmungen. Die ganze Persönlichkeit zeigt sich im Lichte der Vernunft. Unverstellt und unmissverständlich. Das gleiche Prinzip lässt sich natürlich auf jede nur erdenkliche Form von anlagebedingtem Eigensinn übertragen. Für die therapeutische Methode ist hier von Bedeutung, dass der innere Mangel nicht nur beseitigt wird, sondern dass zunehmend an inneren Quellen, die auf Befähigung gründen, festgehalten wird. Damit wird gleichzeitig an grundlegenden Eigenschaften der Persönlichkeit festgehalten und diese entsprechend gestärkt. Darüber hinaus kann die Methode so nachhaltig wirken und immer tiefere Strukturen, an denen zuvor aus Not oder aus Sicherheitsgründen festgehalten worden war, offenlegen, lockern und lösen.

Gemeinsinn entwickeln

Ich verfolgte die Auswirkungen eines sich neu entwickelnden Eigensinns weiter und machte dabei eine erstaunliche Entdeckung: Dieser „natürliche" Eigensinn führt zu einer Stärkung des Gemeinsinns!

Wie kann so etwas sein? Die Frage drängt sich auf und fordert eine erneute Betrachtung der therapeutischen Fakten.

Ich rekapituliere:
Ein Mensch, der anlagebedingt *situationsbezogen sieht,* findet eine sicherere Selbsteinschätzung, wenn er die jeweilige Situation erkennt. Bei weiterer Beobachtung fallen diese Tätigkeiten ins Auge: Das situative Sehen bindet sich beispielsweise auch an das Genießen des Augenblicks und macht *Genießen* in diesem Fall zu einer relevanten Lebenstätigkeit. Sie ist ein unverzichtbarer Bestandteil der Eigensinnigkeit dieser Person. Ich konnte beobachten, dass dieser Mensch von seinen situationsbezogenen Einschätzungen nicht so leicht abließ. Diese waren für ihn sinnvoll, daher bestand er darauf. Ihre Logik leuchtete ein und musste daher berücksichtigt werden. Genießen ist eine emotionale Tätigkeit, für die dann Zeit sein musste, weil der betreffende Mensch keinesfalls einsehen konnte, weshalb er sein Leben nicht genießen sollte. Zuvor hatte dieser Mensch – aufgrund prägender Einflüsse – immer *zukunftsbezogen* gesehen und *Zukunftspläne* hatten Priorität. Mit ihm war kaum zu sprechen, wenn es um die Sinnhaftigkeit seiner Zukunftspläne ging. Sein Eigensinn entzog sich jeder Einsicht. Seine Zukunftsängste wurden auch durch eigensinnige Zukunftsvorkehrungen nicht weniger. Vorsorge hatte aus seiner Sicht einen zentralen Stellenwert und *vorzusorgen* war bei ihm eine extrem ausgeprägte und automatisierte Tätigkeit. Die Behandlung erforschte den anlagebedingten Eigensinn. In diesem Fall offenbarte

das situative Sehen einen „natürlichen" Eigensinn, der auf seinem *Organisationstalent* und auf seiner *Genussfähigkeit* gründete. Beides zentrale Bausteine seiner Selbstsicherheit.

Was lehrt mich ein solcher Fall für die Entwicklung der Therapiemethoden? Noch einmal führe ich mir die bisherigen Tatbestände vor Augen:

Einen Menschen ohne Eigensinn fand ich nie, ganz gleich, wie unauffällig er sich verbarg. Die Therapie – durch die Verstärkung der Herzpotenz – musste den bisherigen sicherheitsbedingten Eigensinn entlarven, indem die Augen für den ureigenen Sinn geöffnet wurden. Eigensinn sorgt dafür, dass an bestimmten Realitäten, an Einschätzungen und Vorhaben festgehalten wird. Er ist also von großer Bedeutung im Zusammenhang mit allem, *woran* Menschen festhalten wollen und wovon sie loslassen können. Im Rahmen von anlagebedingtem Eigensinn ist hervorzuheben, dass die jeweiligen Personen klarer wahrnehmen, was ihre *ureigenen* Gefühle, ihre *ureigenen* Ansichten und Absichten, ihre *ureigenen* Wünsche, Träume und Hoffnungen sind. Sie können und sollen sich durch den therapeutischen Einfluss von fremden oder nur aus Sicherheitsgründen zu eigen gemachten Ausprägungen abheben.

Der Eigensinn wird am Augenmaß und einer typischen Sehform deutlich.

Schließlich bindet sich der Eigensinn an bestimmte Tätigkeiten, die einen dominanten Einfluss auf die Sehweise eines Menschen haben.

Der anlagebedingte Eigensinn beruht auf Begabung. Im Verbund mit den motivierenden Grundgefühlen sorgt der „natürliche" Eigensinn dafür, dass sich klarer herauskristallisiert, woran der Mensch keinen Mangel hat. Eine Person erlebt beispielsweise zunehmend, dass sie als ideenreiche Person immer eine Idee entwickeln kann, und erlebt es als Wohltat, an den eigenen Ideen festzuhalten und sie zu verfolgen. Insbesondere wenn sie zuvor an Dingen festgehalten hat, die im Zusammenhang mit Not und Mangel standen.

Für die bindungsenergetische Therapiemethode ist es von entscheidender Bedeutung, dass sich der geprägte Eigensinn auf die Abwehr von Mangel fokussiert. Er steht im Dienste der Verteidigung und Verwaltung bisher erworbener Sicherheiten. Aus einer inneren Position der Not wird auf Rechten, auf Gefühlen, auf Ideen etc. bestanden, deren Verlust nicht durch neue Ideen, andere Gefühle oder neue Gedanken ersetzt wird. Mit dem geprägten Eigensinn ist deshalb nicht zufällig zu beobachten, dass er auf sein eigenes Recht pocht und in Widerspruch zum Allgemeinwohl gerät. Oder es wird auf das Allgemeinwohl gepocht, ohne etwas nur für sich selbst fordern zu können. *Allgemeinwohl und Eigenwohl fallen auseinander.*

Meine Untersuchungen zeigten mir, dass Begabungen der jeweiligen Eigenwahrnehmung zugrunde liegen. Ich konnte beobachten, dass die Augen sich nur dann so folgenreich öffnen bzw. eine andere Perspektive einnehmen können, wenn die Befähigung auch zur Anwendung kommt. Deshalb richtete sich mein Augenmerk notwendigerweise weiter auf die *Tätigkeiten,* die speziell aus der Bindungspotenz folgen. Mein methodologischer Ansatz reicht – bis zu diesem Punkt – von der Motivation zur Wahrnehmung, von dort aus zu den Befähigungen und von da aus weiter zu den Tätigkeiten, die eigene Begabung umzusetzen.[22] Sie sind alle aneinander gebunden.

---

22 Siehe auch Begriffsbestimmung im Glossar.

In der Folge untersuchte ich systematischer, ob, wo und wann Patienten ihre Begabungen *anwenden:*

Beobachtet der beobachtungsbegabte Mensch?

Handelt und beurteilt der Vernunftbegabte vernünftig?

Entwickelt der Fantasiebegabte seine Fantasie?

Macht der Schöngeist auch Schönes?

Sorgt der Fürsorgliche wirklich für das, was seine Fürsorge weckt?

Emotionale Bindung fordert, dass den eigenen Fähigkeiten und Talenten, welche die bindungsenergetische Behandlung direkt am Herzen öffnet, vertraut wird. Ihnen kann selbstverständlich vertraut werden, wenn sie auch zur Anwendung kommen. Unglücklicherweise können sie durch gegenläufige Tätigkeiten auch außer Kraft gesetzt werden. Dies sind Tätigkeiten, die nicht leicht zu erkennen sind, weil sie völlig automatisiert ablaufen. Erstaunliche Tätigkeiten, die in sich bereits Bindungsnot dokumentieren, kommen hier zum Vorschein: Unterstellen, Intrigieren, Ausgrenzen, Treten, Schlagen, Ausliefern, Zurückweisen. Ein fast unerschöpfliches Reservoir an Tätigkeiten, die Menschen anderen Menschen bereits seit Jahrtausenden antun. Sie treten als ungesehene Taten nun deutlicher vor Augen. Der Blick für solche Tätigkeiten wird geschärft. Die Eigenwahrnehmung kann durch Tätigkeiten, die üblicherweise von der Eigenwahrnehmung ausgeschlossen werden, getrübt sein. Diese gilt es aufzudecken, für sie den Blick zu schärfen und sie zukünftig zu unterlassen, weil sie sonst verhindern, dass die Begabungen zur Anwendung kommen.

Verallgemeinert lassen meine therapeutischen Erfahrungen folgenden Schluss zu:

Während die Eigenschaften und Tätigkeiten, die sich an die Eigenwahrnehmung binden, zu den Tätigkeiten führen, die von den Grundeigenschaften der Person getragen sind, sorgen notgeprägte und sicherheitsorientierte Tätigkeiten dafür, dass die Eigenschaften sichtbar werden, die zur Selbstentfremdung beitragen. Die Entwicklung der bindungsenergetischen Therapie fordert an dieser Stelle eine Begleitung, die den Menschen in die Lage versetzt, seine Tätigkeiten wahrzunehmen. Die Eigenwahrnehmung und die eigenen Begabungen führen direkt zu den Tätigkeiten, die diesem Menschen **wohltun**.

Die Vertiefung der Wahrnehmungsveranlagung sorgt für eine Stabilität der Selbstwahrnehmung, die auf den eigenen Talenten und Neigungen gründet, und bringt die darin liegenden Grundeigenschaften auch zur Anwendung. In der Konsequenz zeigt sich dem Behandelten, wer er im Grunde seines Herzens wirklich ist und was tatsächlich wohltut, wenn die eigene Betätigung in Übereinstimmung mit den eigenen Grundeigenschaften steht.

In dem natürlichen Eigensinn sind die motivierenden Grundgefühle enthalten. Der Mensch ist hier also motiviert, etwas mit anderen Menschen zu teilen, sich mitzuteilen, einen eigenen Beitrag zu leisten etc. Eine Beobachtungsgabe möchte die Beobachtungen mitteilen und zieht andere Beobachtungen mit ein. Die Folge: Gemeinsinn entsteht, Kooperationsbereitschaft ist natürlicherweise vorhanden.

Der entscheidende Auslöser ist hier, dass *inneres Vermögen nach Anteilnahme und Beteiligung drängt.* Die Wirkung dieses Eigensinns entpuppt sich bei näherem Hinsehen als tiefer Bindungswunsch. Seine Inhalte und Beiträge wollen den Menschen einerseits selbst in Szene setzen und gleichzeitig mit anderen kooperieren. Der Mensch mit Plänen oder mit Vorstellungen hat nämlich nicht nur eigene Vorstellungen, sondern auch den tief greifenden Wunsch nach gemeinsamen Vorstellungen. Die Person mit Plänen hat nicht nur eigene Pläne, sondern entwickelt auch gemeinsame Pläne. Wenn es gelingt, den bindungspotenten Eigensinn ausreichend zu entfalten, dann behält der Patient einerseits sein eigenes Wohl schärfer im Auge und beteiligt sich andererseits aktiver am Gemeinwohl!

Der beschriebene Wandel im Eigensinn lässt die Folgerung zu, dass die bindungsenergetische Therapie einen Sinneswandel einleitet. Sie tut dies aus zwei triftigen Gründen: Zum einen bildet der anlagebedingte und bindungspotente Eigensinn einen ureigenen Rahmen, der sichere Orientierung und dauerhaften inneren Halt ermöglicht. Zum anderen besinnt sich dieser „natürliche" Eigensinn auf die speziellen Eigenheiten, aus denen sich Gemeinsinn entwickelt. Bindung und Wohlbefinden werden dadurch auf eine breitere und sicherere Grundlage gestellt. Die Wiederkehr ureigener Eigenheiten, Begabungen und Bindungen spiegelt sich in einem Sinneswandel, den ich abschließend am Beispiel eines *griesgrämigen Geizhalses* verdeutlichen möchte.

Der griesgrämige Geizhals

Widrige Umstände trieben diesen Geizhals in die Hände eines Therapeuten, der die Frechheit besaß, seine Hand auf dessen Herz zu legen. Er musste allerdings dabei feststellen und zugeben, dass sein Herz sich ziemlich ausgepumpt und leer anfühlte. Ihm stand der Sinn dennoch gar nicht danach, zuzulassen, dass ein junger Frechdachs ihm derartig zu Leibe rückte. Er fühlte sich dabei in seiner *Ruhe* gestört. Auf seine Ruhe bestand er. Und wenn er sich in seiner Ruhe gestört fühlte, dann war nicht mit ihm zu spaßen. Mit seiner Ruhe war er eigensinnig. Außerdem war er ohnehin zumeist ausgesprochen *missmutig*. Ihn selbst störte dieser Missmut kaum. Die Menschen sollten sich einfach nicht wundern, wenn sie mit ihren Angelegenheiten aufdringlich wurden. So nahm er das wahr. Seiner Ansicht nach war es besser, wenn sich jeder um seine eigenen Angelegenheiten scherte. Wenn er zu Hause war, dann ließ er gerne die Jalousien herunter. Es musste ja nicht jeder sehen, wann er zu Hause war und was er dort tat. Aus seinem Garten machte er sich schon lange nichts mehr. Blumen waren ja so teuer geworden. Und die ganze Gartenarbeit? Für wen denn? Dieser griesgrämige Geizhals, der so voller Missmut war, war gar nicht gerne in Therapie. Er war nur da, weil seine Tochter es so gewollt hatte. Und dann konnte er nicht einmal verhindern, dass der handauflegende Frechdachs sich in ihn hineinversetzte. Die Entspannung, das musste er halb widerwillig zugeben, tat zudem auch noch ganz gut. Dieser Vorgang, das Hineinversetzen, geschah nicht nur einmal und, obwohl er selbst nichts sagte, sprach der „beherzte" Therapeut munter drauflos. Das Gespräch kam dann doch auf die Themen, die ihn haben so missmutig werden lassen und die erklärten, weshalb und wie ihn das Leben Sparsamkeit gelehrt hatte. Ja, er hatte sich *zurückgezogen*. Ja, er bestand darauf und fühlte sich wohl mit seinen *Gewohnheiten*. Er brauchte seine Gewohnheiten. Na gut, so ganz wohl fühlte er sich ja nicht, er merkte ja selbst, wie „ausgepumpt" er war. Der junge Frechdachs war wagemutig und zeigte ihm „eindringlich", dass sein Eigensinn nur noch der Zurückgezogenheit, der Gewohnheit, der Sparsamkeit, seiner Ruhe und seinem Missmut galt. Da der Frechdachs aber trotz der Zumutungen doch ganz sympathisch erschien und seine Sache ziemlich ernst nahm, musste er – allen Missmut beiseitelassend – doch zugeben, dass sich sein Wohl in recht engen Grenzen bewegte. Allerdings versetzte sich der Frechdachs nun auch noch in sein Herz hinein (jedenfalls behauptete er das!) und wollte ihn auch noch darauf aufmerksam machen, dass er in ihm eine *Geselligkeit* spürte (seine Feinfühligkeit teilte ihm das angeblich mit. „Puuh", dachte sich der Griesgram). Diese Geselligkeit passte ja so gar nicht in die eng behütete (d. h. eigensinnige) Grundmasse seines Wohlbefindens. „Auch wenn ich nicht so recht verstehe, was der Jüngling da erzählt", sagte sich der Missmutige, „fühle ich mich an die Tanzabende erinnert. Vor dem Krieg. Als ich noch jung war." Etwas begann in ihm zu erwachen. Von innen. Hätte ihn irgendjemand dazu ermuntert, wieder mehr für seinen Garten zu machen oder zu einer albernen Abendveranstaltung für Senioren zu gehen, es hätte nichts genutzt. Ihm stand einfach nicht der Sinn danach. Doch nun hatte der Frechdachs auch noch den unerhörten Gedanken, dass er vielleicht deshalb so griesgrämig und missmutig war, weil die *Geselligkeit* gar nicht mehr zu ihrem Recht kam. Mitten heraus aus der geballten Kraft aller Ereignisse, die ihn hatten missmutig werden lassen, sagte er nur: „So ein Unsinn!" Diese Bemerkung mag Außenstehenden *verbohrt und uneinsichtig* erscheinen, für den sparsamen, alten Mann war sie es ganz und gar nicht. Aus seiner Sicht war sein unzugängliches Heim nicht das Symbol dafür, dass sein Leben ihn hatte abweisend werden lassen. Es war das Einzige, was ihm – bei seinen Erfahrungen – wirklich Sinn gab. Im Grunde sah er in der *Gewohnheit* sein einziges Wohl. Danach stand ihm der Sinn. *Geselligkeit* hatte er bereits sehr früh in seinem Leben abgeschlossen, sodass er ihr schon lange keine Achtung mehr schenkte. Fast widerwillig musste er sich nun eingestehen, dass ihm ein Tanzparkett schon einmal wieder reizen würde. Das spürte er in seinem Bein. Er hatte nämlich Rhythmusgefühl! Eine gewisse Begabung konnte er sich da nicht absprechen. Wenn er es sich recht überlegte, dann konnte er auch sehr gut Leute unterhalten ... Die Freude, die ihn bei dem Gedanken überkam, wurde auch sofort von diesem „Feinfühligkeitsmonster" an seiner Seite aufgegriffen. Merkwürdige Veränderungen gingen in ihm vor. Er wollte sich auf einmal wieder mehr *unterhalten*. Erstaunt stellte der Missmutige fest, dass er weniger geizte, wenn er sich mehr unterhielt. In puncto Sparsamkeit gingen ihm die Augen auf. Natürlich erinnerte er sich daran, wodurch die Sparsamkeit in sein Leben Einzug gehalten hatte, natürlich wusste er, dass sie aus der Not geboren war und dass bereits sein Großvater ein Geizhals gewesen war. Doch jetzt sah er, dass er nicht nur geizig war (das hatten ihm ja schon viele gesagt). Er lebte es auch grundsätzlich. Er *geizte* sogar mit Worten. Jetzt sah er selbst, dass seine Tochter darunter litt, und nun begriff er, wie zurückweisend er die ganze Zeit war.

Eine verblüffende Voränderung fand nun statt: mehr unterhalten, weniger geizen. Niemals hätte er sich vorstellen können, dass seine Sparsamkeit nicht nur Schutz vor Not war, sondern auch Not beinhaltete. Seit er wieder mehr Musik im Radio hörte, bemerkte er erst die Taubheit, die in ihm steckte. Mit der Musik kehrte das Gefühl zurück. Mit Entsetzen stellte er fest, welche Skrupellosigkeit in der Sparsamkeit und dem Geizen steckte.

Nun wollte er dem jungen Mann doch davon berichten, welche Skrupellosigkeiten er selbst am eigenen Leib erlitten hatte. Sparsamkeit war eine Eigenschaft, die für ihn bisher völlig selbstverständlich gewesen war. Das Geizen war tatsächlich eine Tätigkeit, die er beständig *tat*. Dass diese beständige Tat auch noch die Not vergangener Tage aufrechterhielt, war ihm nicht aufgefallen. Beide, Eigenschaft und Tat, wurden ihm fremder. Beide machten ihm weniger Sinn.

Es ist schwer abzuschätzen, wie weitreichend ein Sinneswandel in diesem Fall ist. Gut möglich, dass der Gewohnheitsmensch der Grundgeselligkeit, die seiner Veranlagung entspricht, wieder mehr Platz geben wird. Für die Therapie des Eigensinns ist darauf zu bestehen, dass der *Frohmut,* der die *Geselligkeit* begleitet, den *Missmut ablösen kann.* Die *Gastfreundschaft,* die den Missmutigen einst auszeichnete, sowie die *Freundlichkeit,* die in seinem Herzen wohnte, sind unverzichtbare Bestandteile seines Eigensinns. Es ist möglich, dass er in Zukunft wieder mehr aus ihnen Kraft schöpfen kann. Selbstverständlich können Tätigkeiten – etwa das

Pflegen oder das Einladen – seine Anlagen erneut ausprägen. Vielleicht bleibt es aber auch für immer ein Traum, dass er noch einmal unmissverständlich darauf besteht, alle Nachbarn zu sich in seinen freundlichen Garten *einzuladen, weil sein geselliges Naturell dies ohne Widerrede fordert.* Ein Garten, der zum Ausdruck bringt, was für ein *grundfreundlicher* Mann unter dem Missmut begraben liegt. Es bleibt jedoch kein Traum, dass der Griesgram seinen *Frohmut wiederentdeckt und die neu erwachte Geselligkeit ihm Schwung verleiht, sodass der Albtraum aus Kriegserinnerungen, Skrupellosigkeit und Erschöpfung endlich erträglich wird. Es bleibt kein Traum, dass seine Geselligkeit erstarkt und seine Freundlichkeit ihn wieder von innen berührt. Die Zukunft wird zeigen, wonach dem gewordenen Griesgram dann der Sinn steht.*

Binden, Wecken, Bewegen
– zu den Eigenheiten und Folgen der Herztherapie

Die Eigenheiten der bindungsenergetischen Therapiemethode
werfen neue Fragen auf. Die auffälligste Eigenheit besteht darin,
dass die Therapiemethode am Herz-Kreislauf-System ansetzt. Aus
diesem Ansatz folgen weitere Eigenheiten:
Die Herzbewegung führt zu motivierenden Grundgefühlen. Aus
diesen motivierenden Gefühlen entsteht Eigenbewegung. Allmählich differenzieren sich diese Bewegungsprozesse. Die Eigenbewegung wird von der Fremdbewegung unterscheidbar. Eine Eigenheit, die nach Klärung verlangt.

Kommt es in jedem Fall zu dieser Differenzierung? Oder müssen
dafür spezielle Bedingungen erfüllt werden?
Die behandelte Person findet – bei gelungenem Verlauf – dorthin
zurück, wofür sie sich gerne, freiwillig und jederzeit wieder in Bewegung setzt. Eigenmotivation wird somit deutlich und körperlich
erlebt. Was geschieht jedoch mit anderen, zum Teil auch unbewussten Beweggründen? Wie werden sie außer Kraft gesetzt? Wie
kann ein Patient/Klient fremde Beweggründe[23] als solche erkennen? Eine weitere Eigenheit dieser Behandlungsmethode besteht
darin, dass der Mensch seine Persönlichkeit durch seine Grund-

---

23 Die *fremde* Situation, die bei der Beobachtung von Bindungsverhalten eine zentrale Rolle spielt, wird in der Bindungsenergetik in ihren intrapsychischen Auswirkungen weiterverfolgt. Daher die begriffliche Nähe der *fremden* Beweggründe;
siehe hierzu auch Brisch, K.-H. (1999), und Ainsworth, M. D. S. (1977).

fähigkeiten kennenlernt. Die wiederholte Erfahrung der eigenen Grund*fähigkeiten* prägt die dazugehörigen Grund*eigenschaften* aus. Dadurch wird die authentische Persönlichkeit sichtbarer. Allerdings nur, wenn die Grundeigenschaften auch zum Tragen kommen. *Und wodurch werden sie tragend?*

Eine weitere Eigenheit der bindungsenergetischen Therapie besteht in der bewussten Anwendung von Bindungsfähigkeiten. Sie ermöglichen, am herzbewegten Innenleben des Behandelten teilzunehmen und die entsprechenden Bindungsfähigkeiten im Patienten zu entwickeln. Wo wird der eine Patient besonders feinfühlig? Wann entwickelt die andere Patientin typischerweise Mitgefühl? Womit haben beide Geduld? Man ahnt den Wermutstropfen. Sie entwickeln sich nicht automatisch und auch nicht alleine dadurch, dass man sich vornimmt, mitfühlender oder verständnisvoller oder geduldiger zu werden!

Fest steht nur: Anlagebedingte Eigenschaften werden in der bindungsenergetischen Therapie durch die bewusste Anwendung von Bindungsfähigkeiten begleitet. Bindungsfähigkeiten besitzen die Besonderheit, geistig-emotionale Veränderungen herbeizuführen.

In der Herztherapie ist der Therapeut entsprechend körperlich (durch die Feinfühligkeit der Hand) und kognitiv (durch das Hineinversetzen, Mitfühlen etc.) in hohem Maße bindungsaktiv. Immer auf der Suche nach Eigenbewegung und eigenen Motiven.[24] Dabei ist der Therapeut in völlig unterschiedlicher Weise bindungs-

---

24 Mit der körperlichen Anwendung der Feinfühligkeit schlägt die bindungsenergetische Therapie eine Brücke von der Anwendung von vegetativem Empfinden, das in der Körperpsychotherapie Tradition hat, zu einem Grundkonzept der Bindungstheorie. Ich stelle die These auf: Die Tätigkeit des Feinfühlens ist das vegetative Empfinden, wie es aus der reichianischen Körperpsychotherapie bekannt geworden ist; siehe auch Reich, W. (1971) und die Begriffsbestimmung im Glossar. Darüber hinaus benutzt sie weitergehende Bindungsaktivitäten und erweitert dadurch die therapeutischen Anwendungsmöglichkeiten.

aktiv. Durch die Anwendung von Bindungsaktivitäten nimmt er darauf Einfluss, wie der Mensch Realitäten kognitiv und emotional verarbeitet. In diesem Zusammenhang stellt sich mir nun die Frage, wie das Zusammenspiel zwischen den Eigenschaften der Persönlichkeit und der kognitiven Verarbeitung zu verstehen ist. Selbstverständlich ist es von Interesse, wie die Methode – indem sie Eigenheiten der Persönlichkeit in größerem Umfang erfahrbar macht – gleichzeitig auch darauf Einfluss nimmt, was der Mensch im Kopf hat. Oder umgekehrt: Wenn die Methode darauf Einfluss nimmt, was der Mensch im Kopf hat, bleibt zu beobachten, ob der Therapeut damit auch den Menschen – im Sinne seiner einzigartigen Persönlichkeit – nachhaltig erreicht. Die dabei auftauchenden Eigenheiten sollen also keine Momentaufnahme sein, sondern einen (in der Begrifflichkeit der Bindungsenergetik) **bindenden** Effekt erreichen. Die Erfahrungen aus der Herzbehandlung bekräftigen, dass bestimmte emotionale Kräfte und wohltuende Grundzustände nur dann auftauchen, **wenn** die Eigenschaften der Persönlichkeit und die dazugehörige emotional-kognitive Verarbeitung zusammenspielen.

Ein ruhiger Mann erfährt sich beispielsweise dann mutig, wenn seine Ruhe von klaren Zielsetzungen begleitet ist. Die erfolgreiche Umsetzung seiner Zielsetzungen sorgt anschließend dafür, dass er wieder die Ruhe bewahren kann und neuen Mut für weitere Zielsetzungen schöpft.

Zwei methodische Fragen drängen sich mir auf: Was muss geschehen, damit Ruhe, Mut und Zielsetzungen *bindend* werden? Und wie beeinflusst ein bindender Prozess das Zusammenspiel dieser drei Elemente? Der bindungsorientierte Ansatz knüpft sich an Bedingungen. Die kognitive Verarbeitung sollte Sicherheit gewährleisten und die Selbstsicherheit stärken. Die Grundgefühle, die aus dem Zusammenspiel von Eigenschaften der Persönlichkeit und kognitiven Prozessen hervorgehen, sollten nach Möglichkeit Ausdruck des individuellen Wohlbefindens sein.

In diesem Zusammenspiel von Eigenheiten, kognitiven Prozessen und Grundgefühlen erregten drei verschiedene Prozesse meine Aufmerksamkeit. Im Schauspiel psychischer Ereignisse konnte ich immer *feststehende und zusammenhaltende* Elemente beobachten. Ich möchte aufzeigen, weshalb ich sie als **bindende Elemente** begreifen lernte. Es gibt einige Merkmale, an denen bindende Elemente zu erkennen sind. Sie *stehen* als Tatsache bzw. als eine Realität *fest*. Sie werden *eingehalten* und geben somit eine Verhaltensorientierung und einen Denkrahmen. Sie sind außerdem in hohem Grade *unumstößlich*. Sie finden in der kognitiven Verarbeitung folglich in jedem Fall Berücksichtigung und wirken damit richtungsweisend. Die zweite Sorte von psychischen Elementen ist *geistig öffnend*. Sie sind von *Interesse und Neugier erfüllt. In der Konsequenz zeigen diese Elemente, was ein Mensch wissen und wo er mehr erfahren möchte.* Die dritte Sorte sind die **psychomotorischen Elemente**. Sie lösen Bewegung aus, rufen Tätigkeiten auf und „zwingen" zum Handeln.

Um bindende Vorgänge zu verstehen, kehre ich noch einmal zu den wesentlichen Ausgangspunkten und früheren Überlegungen zurück. Bisher besteht bereits Klarheit darüber, dass die Herzbehandlung von einem regen Austausch darüber gekennzeichnet ist, wie sich die Bewegungsimpulse jeweils vom Herz-Kreislauf-System entschlüsseln lassen. Dabei lässt sich ein kreislaufförmiger Prozess beobachten. Ein Impuls vom Herzen führt in den Köpfen beider Behandlungsteilnehmer zu einer bestimmten kognitiven Entschlüsselung, die wiederum bestimmte Handlungsabläufe einleitet. Indem die Selbstwahrnehmung gezielt über die Herzwahrnehmung angesprochen wird, erschließt sich die emotionale Realität eines Menschen von seinen Grundgefühlen aus. Sie bestimmen das allgemeine Behandlungsbild. Es wird erkennbar, was bei einem Menschen harmonisch läuft, was ihn friedlich stimmt und was ihn rührt.

Emotionale Bindung wird zu einem lebendigen Begriff, wenn der Behandelte erfährt, was sein Herz begehrt. Brauchen Herz und „Seele" des Menschen Ausgleich, Entlastung oder Freude? Fehlt dem Menschen Hoffnung, Glaube oder Mut? Die bindungsenergetische Therapie verfolgt das Ziel, auf der Basis von gesunden Grundgefühlen sowohl einen **emotionalen Zugang zur Person selbst** als auch einen **eigenen und bedeutsamen Zugang zur Realität zu eröffnen.**

Neben den therapeutischen Erfahrungen und den daraus gewonnenen therapeutischen Instrumenten existieren auch wissenschaftliche Erklärungen.

Um eine solche Wirkmethode vom körperlichen Herzen auf emotionale Prozesse und ihre Verarbeitung im Gehirn verständlich zu machen, greifen Wissenschaftler beispielsweise auf die Theorie des Elektromagnetismus zurück. Die Wissenschaftler am HeartMath-Institut in den USA haben die Auswirkungen der elektromagnetischen Impulse des Herzens auf die elektrischen Gehirnströme mittels der medizinischen Geräte EEG (Elektroenzephalografie) und EKG (Elektrokardiografie) untersucht. Sie kommen zu folgendem Ergebnis:

„Die Wissenschaftler am HeartMath-Institut haben festgestellt, dass eine solche Verbindung sich stärker auswirkt, als wir dachten. Wenn wir jemanden berühren, wird die elektromagnetische Energie unseres Herzens **ins Gehirn der anderen Person** [Hervorhebung von mir] übermittelt und umgekehrt. Wenn wir zwei Personen während einer Berührung an einen medizinischen Bildschirm anschließen, können wir das Muster des elektrischen Herzsignals (wie es im EKG zum Ausdruck kommt) in den Gehirnwellen (im EEG) der anderen Person sehen."[25]

Aus der Perspektive dieser Wissenschaftler ist also eine Entschlüsselung der Herzimpulse denkbar. Der psychotherapeutische Ansatz der bindungsenergetischen Methode besteht verständlicherweise nicht in der Überprüfung durch objektive Messungen. Psychotherapie muss sich mit subjektiven Werkzeugen begnügen. Die Veränderungen der Leidenssymptome und die klar erkennbaren Verbesserungen im Wohlbefinden bleiben die Gradmesser für den therapeutischen Erfolg.

In diesem Zusammenhang steht, ganz allgemein gesprochen, die Behauptung im Raum, *dass durch emotionale Grundfähigkeiten – wie die menschliche Feinfühligkeit, das Verstehen, das Vertrauen, das Hineinversetzen etc. – die oben genannten speziellen Signale des Therapeuten eigenständig entschlüsselt werden können.*

Darüber hinaus schult die bindungsenergetische Therapieform (durch die ständige Wiederholung dieses Vorgangs) die eigene Fähigkeit des behandelten Menschen, seine inneren Bewegungen und Abläufe durch erweiterte emotionale Grundfähigkeiten (die vielfach erwähnten Bindungsfähigkeiten) selbst zu entschlüsseln.

Es ist bereits hinlänglich bekannt, dass der Fokus der Bindungsenergetik auf der Herzbewegung und den daraus folgenden Abläufen und inneren Zuständen liegt. Dabei fällt auf, dass diese Zustände die Person selbst bewegen, und zwar in einer Weise, die **motivierend** wirkt. Die Erfahrung lehrt folglich, dass der Thera-

---

25 Siehe Childre, D. (2000), S. 215. Literatur 1,2, Kap. 8.

peut zum Beispiel Leidenschaft im Herzen findet, die Interessen weckt und dafür sorgt, dass der Betreffende sich mit der Welt auseinandersetzt. Therapeut und Patient finden in einem anderen Fall eine Harmonie, die den betreffenden Menschen motiviert, in die Natur zu gehen, die Ruhe zum Nachdenken gibt. Es lassen sich also emotionale Prozesse finden, welche den Menschen *selbst bewegen und in seiner Persönlichkeit hervortreten lassen und die einen motivierten Zugang zur Welt ermöglichen.* Mit anderen Worten: Es entsteht eine sichere emotionale Bindung.[26] Das Verständnis von sicherer emotionaler Bindung wird nun ausgeweitet und differenziert. Sie umfasst die Selbstsicherheit in der Entschlüsselung von Gefühlen jeder Stärke, kognitive Sicherheit und Handlungssicherheit. Alle drei Aspekte sind notwendige Bestandteile einer sicheren Bindung.[27] Darüber hinaus bestehen die drei genannten Vorgänge nicht unabhängig voneinander. Die therapeutische Praxis muss folglich darüber Aufschluss geben, ob in dem oben genannten Beispiel Leidenschaft *grundsätzlich Interessen weckt* und deshalb einen interessierten Zugang zur Welt stabil eröffnet. Sie hat dann zu prüfen, ob das konsequente Verfolgen eigener Interessen früher oder später **zwangsläufig die** *Leidenschaft in Gang setzt.* Weiter ist von therapeutischem Interesse, ob das Zusammenspiel von Leidenschaft und Interesse *nötig* ist, um beispielsweise Ausgelassenheit zu einem Grundgefühl zu machen, welches ein stabiler Bestandteil des Wohlbefindens wird. Ein Gedanke nimmt Form an. *Stabilität, Öffnung und Bewegung können nur in ihrem Zusammenwirken begriffen werden. Bindung, so meine These, schafft diese Stabilität. Bindung öffnet und bewegt.*

---

26 Siehe dazu die Begriffsklärung im Glossar.
27 Auch an dieser Stelle möchte ich darauf verweisen, dass hier der Begriff „Sicherheit" auf die Erfassung von intrapsychischen Prozessen ausgeweitet wurde; siehe hierzu auch Munzel, M. (2011). Diese Art von Sicherheit ist bindend.

Der Umstand, dass die Herzbehandlung motivierende Prozesse ermöglichen kann, war zuerst im Blickpunkt der methodischen Entwicklung. Der springende Punkt bestand darin, dass der Therapeut und der Patient zu motivierenden Grundgefühlen bzw. zu motivierenden Gefühlslagen direkten Zugang finden können, **ohne zuerst** alte, unbewältigte Erfahrungen „durcharbeiten" zu müssen. Die Herzbehandlung setzt an Eigenschaften und damit an Grundfähigkeiten an, die auch unabhängig von prägenden Erfahrungen vorhanden sind. Die Herzbehandlung bestätigt außerdem die jahrtausendalte Erfahrung, dass Herzprozesse eine heilsame Wirkung entfalten. Die bekannten Ansichten von den heilsamen Wirkungen im Zusammenhang mit dem menschlichen Herzen stimmen in dem Punkt überein, dass das Herz-Kreislauf-System an gesunden und heilsamen Prozessen maßgeblich beteiligt ist. Das älteste Heilverfahren, das in dieser Tradition steht, ist aller Wahrscheinlichkeit nach die chinesische Akupunktur. Die hier beschriebene *Erweiterung* der heilsamen Fähigkeiten, die dem Herzen zugeschrieben werden, besteht in der Erfahrung, dass die Herzwahrnehmung einen Zugang zu gesunden Bindungen ermöglicht. Die gesunden Bindungen basieren auf gesunder Motivation und sicherer emotionaler Bindung. Für die psychotherapeutische Praxis lässt sich die Erweiterung der Heilwirkungen, die vom Herzen ausgehen, folgendermaßen beschreiben:

Die Herzwahrnehmung öffnet sicher einen *leiblichen Zugang, um positive Bindungserfahrungen zu ermöglichen.*

Die über das Herz eingeleiteten emotionalen Einflüsse stärken nicht nur die Person und lassen die Persönlichkeit in den Vordergrund treten. Die Vertiefung von emotionalen Fähigkeiten wie Anteil nehmen, Verständnis aufbringen oder Mitgefühl entwickeln (weitere Bindungsfähigkeiten) dient hier dazu, die ureigenen Beweggründe zu erfahren und die eigenen Kräfte zu entfalten. Diese bilden damit die Grundlage für das eigene Wohlbefinden. Durch die Methode der Herzbehandlung werden außerdem alle Bindungsfähigkeiten stärkend beeinflusst, weil die Bindungsfähigkeiten genutzt werden, um bisher unklare oder automatisierte Abläufe[28] zu entschlüsseln.

Die Erfahrungen der Herzbehandlung bilden den Ausgangspunkt für weitere Systematisierung und Vertiefung.

Die angewandte Herzmethode zeichnet sich dadurch aus, dass sie
- *die Person selbst mit ihren Grundgefühlen und ureigenen Beweggründen in Gang setzt*
- *und dieses In-Gang-Setzen bis zur tätigen Umsetzung verfolgt.*

Diese Methode steht somit im Spannungsfeld von In-Gang-Setzen bis hin zur tätigen Umsetzung. Bei der ständigen Beobachtung des Spannungsfeldes kristallisieren sich allmählich drei Gruppen heraus, die an diesem Geschehen beteiligt sind.

*In der ersten Gruppe befinden sich alle psychischen Elemente, die an **Bewegung gebunden** sind und entsprechend körperlich erlebt werden. In der zweiten sind alle psychischen Elemente, die den Erfahrungshorizont bzw. die **geistige Offenheit** betreffen. Die dritte Gruppe beinhaltet die psychischen Elemente, **welche die Grundeigenschaften der Persönlichkeit** umfassen. Für die bindungsenergetische Therapie ist der Umstand von Bedeutung, dass anlagebedingte Elemente aller drei Gruppen **bindend** sind.*

*Diese bindenden Elemente stehen anderen bindenden Elementen gegenüber, die aufgrund von **prägenden Erfahrungen bindend** sind und entsprechend innerlich befolgt und berücksichtigt werden müssen.*

---

28 Siehe dazu auch die Begriffsklärung im Glossar.

Gebunden, geöffnet und bewegt

Hinter dem Begriff **bindend** verbergen sich die psychischen Vorgänge, die schließlich den inneren Ausschlag geben, die „positiv zwingend" sind und die darüber Auskunft erteilen, was im Kopf eines Menschen tatsächlich zählt. Betrachtet man die drei genannten Gruppen, dann können sie alle bindend werden. Werden bewegungsauffordernde Elemente bindend, dann halten sie den Menschen „am Laufen". Die Grunderfahrung der prägenden Bewegungseinflüsse ist dadurch charakterisiert, dass der Mensch sich entweder genötigt sieht, sich in Bewegung zu setzen, oder dass er sich durch Eigenmotivation freiwillig in Bewegung setzt. Wenn Persönlichkeitseigenschaften bindend werden, dann prägen sich die daran gebundenen Eigenschaften und Fähigkeiten aus. Die bindenden emotional-geistigen Elemente öffnen den Menschen für unterschiedlichste geistig emotionale Einflüsse. Alle Gruppen können für sich betrachtet werden. Für die Entwicklung der bindungsenergetischen Therapiemethode ist – wie sich zeigen wird – der Umstand entscheidend, dass Binden, Wecken (bzw. geistig-emotionales Öffnen) und Bewegen als **Einheit** zu begreifen sind. Mit anderen Worten: Bindende Elemente, öffnende Prozesse und in Bewegung umgesetzte Tätigkeiten lassen sich nur als zusammengehöriger Ablauf adäquat verstehen und nutzen.

Ein Beispiel kann die Einheit von Binden, Wecken und Bewegen verdeutlichen. Die dafür gewählten drei Elemente sind *Herzensruhe*, *Auffassungsgabe* und *Lerninteresse*.

Ein Zusammenspiel könnte dann so aussehen:
Weil Herzensruhe entsteht, die Ausdruck vorhandener Auffassungsgabe ist, wird auch Lerninteresse geweckt. Beispielsweise könnte die Auffassungsgabe bindend sein. Die hier genannte Person baut und vertraut ihrer Auffassungsgabe und lässt nicht ohne

Weiteres locker, wenn es um selbst gewonnene Auffassungen geht. Gleichzeitig fordert sie von sich selbst, die eigenen Auffassungen zu prüfen und zu entwickeln. Auffassungsgabe ist eine Grundeigenschaft der Person und dadurch bindend. Sie weckt das Lerninteresse. Lernbereitschaft und Interesse sorgen für eine geistige Offenheit. Der Kopf ist aktiv involviert. Das Interesse ist motivierend. Lernen macht hier nicht nur Freude. Lernen ist auch eine geistige Tätigkeit, die den Menschen in Bewegung setzt und einen gesunden Grundzustand hervorruft. Lernen und Auffassungsgabe versetzen den Menschen (im hier angedachten Fall) in einen inneren Grundzustand, der „Herzensruhe" genannt wird. Im Folgnden beabsichtige ich, bildlich gesprochen, das Pferd anders aufzuzäumen. Die Tätigkeit des Lernens ist bindend. Lernen wird „von Haus aus" als unverzichtbarer Teil des Lebens betrachtet. Das Gelernte wird in der Beurteilung und im Handeln sicherheitshalber und selbstverständlich berücksichtigt. In diesem Fall erlaubt die betreffende Person sich nicht, hinter den Stand des Gelernten zurückzufallen. Dabei wird die Auffassungsgabe aufgerufen. Das erfolgreiche Zusammenspiel von bindender Auffassungsgabe und bindendem Lernen wird in unserem Fall als Herzensruhe erlebt. Diese prägt das emotionale Erleben.

Das Gleiche noch einmal von dritter Seite: Die Ruhe ist bindend, weil sie das Selbsterleben dominiert. An diesem Erleben wird unbedingt festgehalten. Der betreffende Mensch besteht darauf, seine Ruhe zu bewahren, und er lässt sich nicht so leicht aus seiner Ruhe bringen. Die Ruhe gibt ihm dann einen emotionalen Zugang zur Anwendung seiner Auffassungsgabe. Die Ruhe öffnet die Auffassungsgabe und sorgt dafür, dass der Betreffende mit Lerninteresse am Leben teilnimmt. Die grundruhige Person setzt sich aus Interesse in Bewegung. Welche Version der genannten bindenden Abläufe auch immer im konkreten Fall therapeutisch relevant sein mag, für das Verständnis der bindungsenergetischen Methode ist an dieser Stelle entscheidend, dass die genannten Elemente eine *Einheit bilden und deshalb alle drei für sich und in ihrem Zusammenspiel berücksichtigt werden müssen!* Findet ein Klient beispielsweise nicht zur Ruhe, dann ist es folglich denkbar, dass seine Auffassungsgabe nicht zum Tragen kommt. Genauso ist es möglich, dass in seinem Kopf der Reichtum an Lerninteressen nicht zur Geltung kommt oder die Tätigkeit des Lernens von anderen Tätigkeiten unterbunden wird.

Die Frage nach dem jeweils bindenden Element in einer beliebigen psychischen Konstellation rückt in den Vordergrund der technischen Handhabung einer jeweils angewendeten Therapiemethodik. Woran „hängt" es, dass die Ruhe nicht einkehren kann? Sorgt ein Mangel an der Lerntätigkeit dafür, dass die Vielfalt der Interessen versiegt? Stören andere Gefühle die innere Ruhe? Haben Gedanken oder Bilder einen festen Platz im Kopf des Betroffenen und lassen eigenen oder gemeinsamen Interessen keinen Raum zur Entfaltung? Der methodische Anspruch erfordert, die Einheit als Ganzes zu erfassen und ihr bindendes Element ausfindig zu machen. Eine dauerhafte Wirkung wird erzielt, *wenn das einheitliche Zusammenspiel verstanden worden ist und das bindende Element nach Bedarf ersetzt oder gefestigt werden kann.*

Das Modell eines Kreislaufes

Die Kurzform des einheitlichen Zusammenspiels lautet: Binden führt zur Öffnung und setzt einen Ablauf in Gang, der sich wieder an das bindende Element bindet. In diesem Zusammenhang fallen die Schlagworte *motorisch umsetzbar, geistig offen* und *innerlich bewegend.* Sie verdienen eine genauere Betrachtung, um die therapeutischen Erfolge begreifen zu können und eine Klarheit über das methodische Vorgehen zu erlangen.

Üblicherweise werden in der Herzbehandlung Bewegungsimpulse aufgenommen. Der Therapeut oder die Therapeutin können sich *einfühlen* und erhalten so *Informationen darüber,* was in einem Menschen gefühlsmäßig vor sich geht. Der Therapeut kann sich aber auch in den Menschen *hineinversetzen.* Dann erfährt er unter Umständen etwas anderes(!). Bringt er für den Klienten Verständnis auf, eröffnet sich möglicherweise wieder ein anderer(!) Informationsfluss. Jeder Zugang mittels bewusst angewendeter Bindungsfähigkeiten kann folglich gesondert bestimmte Erfahrungsbereiche öffnen und die Bewegungsimpulse vom Herzen erheblich verstärken. Jedes Mal werden ein anderes bindendes Element und ein anderer Zugang durch emotionale Bindung aufgebaut. Jedes Mal öffnen sich andere geistige und emotionale Bereiche der Person.

Aus methodischer Sicht stellt sich somit die Frage, welche Erfahrungsbereiche in einer konkreten Situation *geöffnet werden können und sollten.*

Die Öffnung nur um der Öffnung willen hat noch keine große therapeutische Relevanz. Sie hat es nur, wenn sie zu einer erweiterten emotionalen Bindung führt, etwa ein erweitertes Verständnis oder ein wachsendes Vertrauen. Vertiefendes Verständnis und wachsendes Vertrauen hätten ebenfalls keinen nachhaltigen Effekt, wenn sie nicht auch zu neuen Gedanken oder anderen Wahrnehmungsmöglichkeiten führten. Die in diesem Erweiterungsprozess erworbenen Erfahrungen und Einsichten können nur nachhaltig wirken, wenn sie *bindend werden und somit in der Eigenorientierung bleibenden Einfluss erhalten,* was wiederum nur geschieht, wenn der Klient den bindenden Elementen auch **vertraut, sie verfolgt und sie auch ausprobiert.** Dann festigt sich die emotionale Bindung in dem betroffenen Bereich.

Den beschriebenen Ablauf verdeutlicht diese Zeichnung:

Motivierende Gefühlslagen werden bindend

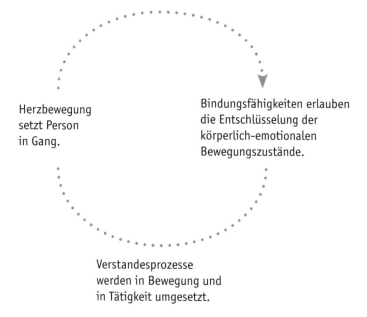

Herzbewegung
setzt Person
in Gang.

Bindungsfähigkeiten erlauben
die Entschlüsselung der
körperlich-emotionalen
Bewegungszustände.

Verstandesprozesse
werden in Bewegung und
in Tätigkeit umgesetzt.

In dem obigen Schaubild ist die Grundauffassung in einem Modell vereinigt. Eine erfolgreiche Behandlung wird daran erkennbar, dass der Mensch sich aus selbstsicheren Motiven heraus in Bewegung setzt. Im Zuge dessen werden spezifische, kognitive und emotionale Träger bzw. Elemente aufgerufen, die eine sichere Bindung ermöglichen. Sie eröffnen motorische Prozesse sowie die darin angewendeten Tätigkeiten und Handlungsfelder.

Eine Transformation psychischer Abläufe kann aus dieser Perspektive nur dann nachhaltig gelingen, wenn die inneren Kreisläufe geschlossen werden. Mit anderen Worten: Der Mensch hat sich innerlich bewegt UND er hat die sich daran bindenden emotionalen und geistigen Träger genutzt, sodass andere Erfahrungen möglich geworden sind – UND er hat die dazugehörigen inneren Abläufe in motorische Bewegung bzw. in daran gebundene Tätigkeiten umgesetzt. In der bindungsenergetischen Therapie wird das Modell *eines Kreislaufes* verwendet, um zu verdeutlichen, dass die am Kreislauf beteiligten Elemente sich gegenseitig vertiefen und sichern und zu einer Einheit verschmelzen.

Ein Beispiel:

Der Weg zu *bindenden* eigenen Anlagen beginnt üblicherweise mit einer Stärkung der emotionalen Bindung. Im konkreten Fall kann beispielsweise vorhandenes Verständnis wieder und wieder erfühlt, erlebt und vertieft werden. Der Patient wird sich dabei der Dimension und des Umfangs seiner *Verständnisfähigkeit* bewusst. Das Verständnis wird von beiden Seiten – vom Behandler und vom Behandelten – vertieft. Ihr Zusammenwirken sorgt für die angestrebte systematische Vertiefung.

Mit der *Vertiefung ihres Verständnisses* kommen Therapeut und Klient dann zum Beispiel darauf, dass eigene *Bilder* geistig inspirierend wirken. Die regelmäßige Wiederholung lehrt, dass vertiefendes Verständnis diesen Klienten nicht nur zu sich selbst als einem verständnisvollen Menschen führt, vielmehr ruft die Verständnisfähigkeit Bilder auf oder anders formuliert: Das *Verständnisvoll-Sein* ist bei ihm an *horizontöffnende Bilder gebunden*. In ihm tauchen also Bilder auf, die ihm zutreffende Widerspiegelungen seiner Realität liefern. Sie tauchen genau dann verstärkt auf, wenn er sich von seiner verständnisvollen Seite zeigt und sein Verständnis berücksichtigt. Mittels eigener Bilder lassen sich leichter eigene Gedanken und Vorhaben entwickeln. *Die Therapiemethode muss folglich die horizontöffnenden Bilder und das Verständnisvoll-Sein (das heißt die hier genannte Grundeigenschaft seiner Persönlichkeit) als „Pärchen"* betrachten. Geht es dem einen schlecht, dann leidet der andere. Die bindungsenergetische Methode betrachtet *Verständnisvoll-Sein* *als grundlegendes bindendes Element, das* *eine ständig sich öffnende geistige Welt im Kopf des Klienten sicher-* *stellen kann. Sie betrachtet das Fokussieren auf die eigenen Bilder als* *bindend, weil sie eine Vertiefung des eigenen Verständnisses und das* *Selbsterleben als verständnisvollen Menschen ausprägt.*

Damit nicht genug: Das wachsende Verständnis und das Vertrauen in die eigenen Bilder von der Welt sorgen hier dafür, dass *Optimismus* als Grundgefühl auftritt. Er wird durch die Wechselwirkung verstärkt erzeugt! Dem Klienten oder dem Therapeuten fällt weiter auf, dass der Optimismus mit guter Laune verbunden ist. Ein weiteres „Pärchen" wird therapeutisch interessant: Die gute Laune sorgt für emotionale Offenheit, der Optimismus für geistige Offenheit und das Verständnis für Selbstsicherheit. Einer von endlos vielen Kreisläufen ist in Kraft.

Die Herzmethode hat die Aufgabe, die gesundheitsförderlichen Kreisläufe zu erkennen und zu stärken, bis sie bindend werden.

Das Prinzip der Gegenläufigkeit

Seine Grundeigenschaften kann der Mensch nicht ablegen. Sie sind aus sich selbst heraus bindend. Ihnen gilt meine erhöhte Aufmerksamkeit. Für den Moment nehme ich eine Lupe zur Hand und schaue mir im Detail die Transformation psychischer Strukturen an, während ich die bindenden Kreisläufe im Auge behalte. Für den Moment blende ich bedeutende äußere Umstände und wesentliche Beziehungsdynamiken aus. Ein Kunstgriff, der mir erlaubt, die inneren Bedingungen für eine nachhaltige Wandlung genauer zu betrachten. Der erwähnte Tatbestand rückt nun verstärkt in den Mittelpunkt meiner therapeutischen Aufmerksamkeit. *Grundeigenschaften können nicht abgelegt werden.* Sie sind aus sich selbst heraus bindend. Dieser Tatbestand spiegelt sich in der bindungsenergetischen Methode wider. Die Herzbehandlung hat als zentrale Aufgabe, die Grundeigenschaften offenzulegen. Alles Einfühlen und das volle Vertrauen, maximale therapeutische Fürsorge und jeder mögliche Schutz gelten diesen Grundeigenschaften und Grundgefühlen, bis sie selbst ihre Fähigkeit zu emotionaler Bindung entfalten. Die Eigenschaften werden hoch geschätzt und ihnen wird nachempfunden. Sie werden geprüft und gepflegt. Sie dürfen nicht missachtet werden. Die Grundgefühle, die diese Grundeigenschaften widerspiegeln, werden benannt und wiederholt körperlich erfahren. Ein stabiles Pärchen der Authentizität wird in der Folge aus seinen Bestandteilen heraus erwachsen.

Auf dem Weg dorthin muss beispielsweise der verständnisvolle Mensch sein verinnerlichtes Unverständnis abbauen und seine Fähigkeit zum Verständnis nutzen und weiterentwickeln. Der Versuch, das *Verständnisvoll-Sein* als bindendes psychisches Element zu etablieren, führt zwangsläufig in den kognitiven Bereich. Ich habe nach wie vor die Lupe in der Hand. Was ist hier – im kognitiven Bereich – bindend?

Wieder und wieder nehme ich die vielfältigen kognitiven Erscheinungen unter die Lupe. Aus nächster Nähe erkenne ich im Wesentlichen zwei Sorten von kognitiven Elementen, die bindend sind: zum einen alle Elemente, die von Not motiviert und mit Mangelerfahrung behaftet sind (dies war bereits aus dem Verständnis vom gehirndominierenden Bindungsmuster hinlänglich bekannt[29]). Diese sollen sicherstellen, dass Not abgewehrt und ihr für die Zukunft vorgebeugt werden kann. Sie sind ihrem Wesen nach sicherheitsorientiert und innerlich an *Noterfahrungen* gebunden. Zum

---

29 Siehe Band 1 dieser Reihe „Das erfolgreiche Streben nach Sicherheit" in: Munzel, M. (2012).

anderen sind in diesem Zusammenhang die Grundeigenschaften der Persönlichkeit von Bedeutung. Ich suche weiter mit der Lupe. Schließlich möchte ich die bindenden Elemente, die durch die Grundeigenschaften aufgerufen werden, näher kennenlernen. Die Kenntniss der einzelnen Elemente wird benötigt, wenn die beabsichtigten Kreise zu öffnen und zu schließen sind. Ich brauche ein Kriterium, das diese Elemente von anderen kognitiven Elementen unterscheidet. Es lässt sich nicht vorhersehen, wie viel Zeit dabei vergehen und wie viel geduldige Beobachtung notwendig sein wird, bis ich ein adäquates Kriterium finde. Irgendwann sehe ich das Kriterium und es erscheint mir plötzlich derart offensichtlich, dass sich mir die (zugegebenermaßen unnütze) Frage aufdrängt, wieso ich es nicht schon vorher gesehen habe. Die bindenden kognitiven Elemente *reifen*.

Bei manchen Patienten reifen Entscheidungen und Bilder, bei anderen Gedanken und Pläne, bei wieder anderen Erinnerungen und Situationen. Ob nun Ideen, Überlegungen, Beobachtungen oder Vorstellungen – potenziell können alle kognitiven Elemente reifen. Und doch finde ich unter der Lupe in jedem einzelnen Fall spezielle ausgeprägte Elemente, die durch ihr Heranreifen auffällig werden. Eine anlagebedingt individuelle Form der Reifung, die dazu führt, dass der Mensch kognitiv im Bilde ist. Zwei Bedingungen sind somit bereits gefunden, die für gesunde Kreisläufe bindend sind. Erstens sind die Grundeigenschaften dem Patienten vertraut und die dazugehörigen Grundgefühle werden erkannt, geachtet und kontinuierlich körperlich erlebt. Zweitens sind reifende kognitive Elemente für den Patienten oder die Patientin orientierungsleitend. Sie werden genutzt und brechen den Handlungen Bahn.

Bleibt der Bereich der Bewegung. Die Lupe wird mit einer neuen Absicht durch die Vielfalt psychischer Abläufe geführt. Woran erkenne ich bindende Bewegungselemente? Ein Kriterium ist erneut gefragt und ich finde es im **Wachstum**. Bindende Bewegung *wächst.* Mit diesem Kriterium ausgerüstet, kann ich mich durch den milliardenschweren Bereich menschlicher Tätigkeiten hindurchbewegen; bedenken Sie nur, wie viele Tätigkeitswörter bzw. Verben es gibt. Jede Tätigkeit bildet den Kern vielfacher Handlungen. Jede Tätigkeit bewegt. Doch welche Tätigkeiten führen nicht nur zu Anforderungen oder zu Routine, sondern zu einem Wachstumsprozess? Bei näherer Betrachtung erkenne ich alte Bekannte. Es sind die Tätigkeiten, die dem Patienten leicht von der Hand gehen. Ich treffe auf die Begabungen, die wohl deshalb allgemein als Begabung bezeichnet werden, weil sie einen leichten Zugang zur Motivation eröffnen und durch Wachstum auffallen. Diese Abläufe, die sich an Begabung binden und leichter als andere Abläufe erlernt und bewegt werden können, können wiederum als Begabung auffällig werden. Diese Tätigkeiten, die bindende motorische Prozesse in Gang setzen, erzeugen dann wieder maßgeblich die Grundgefühle, die sich an die anfangs genannten Grundeigenschaften binden. Hier schließt sich der Kreis. Die Bedingungen für gesunde Abläufe, die bindend werden sollen, liegen nun auf dem Tisch. *Gesunde bindende Abläufe (in der Bindungsenergetik sprechen wir von Herzkreisläufen, weil sie vom Herzen her aktivierbar sind) sind durch Wachstum und Reifung auf der Grundlage der anlagebedingten Persönlichkeitseigenschaften gekennzeichnet. Aus der therapietechnischen Perspektive betrachtet, komme ich zu dem Schluss, dass gesundheitsförderliche Kreisläufe geschlossen werden müssen. Erst dann sind sie bindend.*

Ein Anschauungsbeispiel:
Selbstständigkeit ist in diesem Fall eine Grundeigenschaft. Der Patient mit dieser anlagebedingt ausgeprägten Eigenschaft erfährt, mit welchen Gefühlen und Motiven die Selbstständigkeit verbunden ist. Sie wird vertrauter, näher, selbstverständlicher. Gleichzeitig ruft die Selbstständigkeit kognitiv eine typische Form auf. Der

Betreffende hat auf alle Fragen eine *eigene Antwort*. Auch hier vertieft sich die Grunderfahrung, im Prinzip auf jede Lebenssituation eine Antwort finden zu können. Die eigenen Antworten werden immer ausgereifter, vielschichtiger und selbstsicherer. Neue Erfahrungen, die andere Antworten erfordern, werden interessanter. Eigene Antworten und selbstverständliche Selbstständigkeit werden bindend, indem sie zunehmend motivierend erlebt werden. Sie sind emotional bindend, wenn sie ständig Neugier wecken oder wenn der Betreffende zunehmend tiefe Freude erlebt. Eine Besonderheit von „herzaufbauenden" Kreisläufen besteht darin, dass sie nicht zum „Eingefahren-Sein" (im Sinne der Unflexibilität und Monotonie) führen können.

Mehr und mehr verwurzelte Selbstständigkeit wird lediglich authentischer und fester. Zunehmend wachsende Antworten werden lediglich umfangreicher und weitreichender. Tiefe Freude wird nur zu „voller Freude". Mehr emotionale Bindung, wachsende Erfahrungsoffenheit und vertiefende Bewegung und Motivation sind nur durch wachsende Fülle gekennzeichnet. Deshalb sorgt die Methode, basierend auf dem Verständnis von Binden, Wecken und Bewegen, für einen wachsenden inneren Überfluss bzw. Reichtum. Bekanntermaßen wird das Herz in seiner symbolischen Bedeutung häufig mit dieser Art der Fülle verbunden. Ist nun alles eitel Sonnenschein?

Mitnichten!

Ohne Zweifel existieren beim Patienten größere oder kleinere Schwierigkeiten, es gibt mehr oder weniger heftige Symptome und es sind bedeutsame prägende Einflüsse zu berücksichtigen. Die Entwicklung der bindungsenergetischen Psychotherapie kommt deshalb an folgender Frage keinesfalls vorbei, sie verlangt unmissverständlich nach Antwort:

Wie können Schwierigkeiten bewältigt und Symptome aufgelöst werden, obwohl der Schwerpunkt der beschriebenen Methode darin gründet, die genannten bindungsaufbauenden „Herzkreisläufe" zu vertiefen?

Im Laufe der Zeit kristallisierte sich ein Wirkprinzip heraus, das ich für entscheidend halte. Ich nenne dieses Wirkprinzip das *Prinzip der Gegenläufigkeit.* Es macht die Wirkungsweise dieser Behandlungsmethode transparent und liefert die verlangte Antwort.

Das therapeutische Ziel ist bereits bekannt und wird durch das Prinzip der Gegenläufigkeit ergänzt.

Der folgende Abriss einer Therapie soll die Logik dieses Prinzips in der Arbeitsweise der bindungsenergetischen Herztherapie verdeutlichen.

Das Leitsymptom ist *chronisches Schweigen.* Betrachtet man die Muster, wie es in vielen Psychotherapien üblich ist, dann fällt hier ein Sprachmuster ins Auge. Ich nenne diesen Menschen der Einfachheit halber den *Schweiger,* weil er typischerweise jedes Mal schweigt, wenn ihm eine Situation zu schwierig oder zu bedrohlich erscheint. Das Schweigen bietet ihm also mehr Sicherheit, als es das Sprechen leisten kann. Ihn beherrscht also möglicherweise eine tief sitzende Sprachunsicherheit und es sind diese Unsicherheiten, die für einen bindungsorientierten Therapieansatz von Interesse sind. Eine andere Lesart könnte sein, dass hier ein Patient daran gewöhnt ist, im Handeln Sicherheit zu finden. Bei subjektiv als bedrohlich wahrgenommenen Situationen tut er immer das Gleiche: Er schweigt.

Schweigen kann er. Möglicherweise sind Taten für ihn bindend und Worte vielleicht nicht. Es ist eine zentrale diagnostische Aufgabe, den Sicherheitshintergrund auszuleuchten, um die Bedeutung seines Schweigens zu erhellen. Ursprünglich hatte sich das Schweigen jedenfalls als erfolgreich für seine emotionale Sicherheit erwiesen. Das heißt: Wenn er als Kind schwieg, dann fühlte er sich sicherer, als wenn er sich mitteilte. Unglücklicherweise wandelte sich das Schweigen von einer „Sicherheitserfolgsstrategie" zu einem Problem, und zwar in dem Maße, wie seine berufliche Anforderungssituation zunehmend Kommunikationsfähigkeit forderte. Die sichere Orientierung aus der Kindheit des Schweigers schaut danach, was die anderen sagen, und bevorzugt selbst, erst einmal zu schweigen. Seine aktuellen beruflichen Anforderungen fordern allerdings mehr und mehr, sich zu artikulieren, Konflikte auszutragen und insgesamt kommunikativer zu werden. Die Sicherheitsstrategie der Kindheit wird zum Unsicherheitsfaktor in seinem Arbeitsleben. Das Schweigen ist geprägt. Geprägt bedeutet, dass der Schweiger nicht ohne Weiteres anfangen kann, zu sprechen. Seine kommunikativen *Fähigkeiten* haben unter prägenden Erfahrungen gelitten. Seine Geschichte kann und wird *umfassend verständlich,* wenn die einschneidenden Erfahrungen *im Lichte seiner kommunikativen Fähigkeiten* betrachtet werden. Prägende Einflüsse legten ihm nahe, dass er ein tatkräftiger Mann werden sollte. Nun ist er in einem Dilemma. Er hat es nämlich geschafft, ein tatkräftiger Mann zu werden. Taten sind bindend und er ist damit bisher erfolgreich durchs Leben gekommen. Sie bringen allerdings nicht seine kommunikativen Fähigkeiten voran, die seinem Naturell entsprechen.[30] Möglicherweise raten ihm familiäre Einflüsse davon ab, mit dem Schweigen zu brechen. Er kann keinesfalls mit einer solchen fundamentalen Sicherheit brechen. Selbstsicherheit und Sicherheit

---

30 Eine solche Situation habe ich als „Gehirn in der Klemme" beschrieben; weitere Informationen dazu in Band 1 dieser Reihe in Munzel, M. (2011).

stehen unvereinbar gegenüber. Auf die Familie wird gebaut und in diesem Zusammenhang ist die Tätigkeit des Schweigens in vielen Situationen ein innerlich alternativloses Gebot. Die Tätigkeit ist umfassend bindend. Die Familie ist bindend. Sie bietet einen sicheren sozialen Rahmen. Welche Grundmotivation ist in diesem Rahmen akzeptiert? Welche Bedürfnisse sind hier zugelassen? Welche Tätigkeiten werden gefordert und welche Fähigkeiten und Gedanken sind erwünscht?

Das Spezifische der bindungsenergetischen Therapie ist, dass die Herzbehandlung einen ungewöhnlichen Weg zur Auflösung geht. Sie ermöglicht zuerst, auf direktem Weg die **Mitteilungsfreude** zu wecken, die in dem Schweiger steckt. Sie steigt thematisch nicht nur auf den möglicherweise prekären familiären Hintergrund ein oder sucht nach Lösungen im beruflichen Umfeld. Sie findet erst einmal zu einer Freude vom Herzen zurück. Woran bindet sich diese Freude? Wie kann sie hineinfließen in die genannten Problemfelder?

Durch die Verstärkung der Herzimpulse tritt hier *Mitteilungsfreude* auf, **weil sie in seiner Persönlichkeit begründet ist.** Er ist dazu fähig. Die Tätigkeit des Schweigens lässt die Tätigkeit des Mitteilens nicht zu. Er kann sich ein wenig freuen. Das klappt. Die Therapie wirkt zuerst einmal emotional aufbauend, weil Freude empfunden wird und damit körperlichen Einfluss erhält. Die Freude wird bindender, wenn sie sich vertieft. Die Grundfähigkeit des Freuens wird angesprochen. Ihr Fehlen fällt in der Folge mehr ins Auge. Weil die Befähigung zur Mitteilungsfreude in ihm ist, kann sie wieder und wieder geweckt werden. Die Behandlung wirkt durch *wiederholte Erfahrung* motivierender Grundgefühle. Die Freude wirkt auf die Wahrnehmung. Er wird wieder mehr gewahr, was alles in seinem Leben Anlass zur Freude gibt. Die Verbindung zur Mitteilungsfreude wird nach und nach erschlossen. Das Ziel heißt: sich der eigenen Kommunikationsfähigkeit wieder sicher zu sein und sie wieder auf die ureigene Freude zu gründen, beide Möglichkeiten sind bei einem mitteilungsfreudigen Menschen gegeben. Beide ermöglichen den Aufbau von Selbstsicherheit, die aufgrund prägender Erfahrungen verloren ging. Im erfolgreichen therapeutischen Verlauf ist eine wachsende Selbstsicherheit genau da zu beobachten, wo die Selbstverständlichkeit von Kommunikation zunimmt und die Freude um sich greift. Eine Selbstverständlichkeit, die sich in diesem Fall mit wachsender Nähe, frischem Mut und lang anhaltender Freude an guten Gesprächen wieder einstellt. Wortwitz reift und Sprachgewandtheit wird bindend. Die wachsende Freude lässt ihn die *Freudlosigkeit nun als Fremdkörper wahrnehmen. Auf dem Hintergrund wachsender Freude ist sie einerseits erträglicher als zuvor und andererseits wird sie zunehmend als „echt störend" empfunden.*

Auf diesem Weg werden emotionale Kompetenz und ein Stück eigene Persönlichkeit wiedergewonnen, was bereits in der aktuellen beruflichen Situation des Schweigers weiterhilft. Gleichzeitig wird dem Festhalten am Schweigen der Boden entzogen, wenn er seine Mitteilungsfreude, die seit der Kindheit unterbunden worden war, wieder als Teil seiner anlagebedingten Selbstsicherheit anwendet. Die Behandlung wirkt durch wiederholte körperliche Erfahrung der Grundgefühle. Sein Interesse an *Themen* wird von der Freude geweckt. Die Themen müssen verfolgt werden. Er liebt Themen. Seine Gedanken zu den verschiedensten Themen reifen. Es tut wohl, sich in Themen zu vertiefen. Themen bieten Reifung, geistige Öffnung und Verwurzelung. Ihm fällt zunehmend selbst ein, wie er am besten an welches Thema herangeht. Er findet den Weg zur Kommunikation selbst. Nur das zählt. Themen werden bindend. Sie bewegen ihn. Sie öffnen ihn. Es gibt kein therapeutisches Verlangen, wann ein Patient reif ist, sich ein Thema zu erschließen oder mit alten Sicherheiten zu brechen. Es kommt allerdings der Tag, da wird der Schweiger sein Schweigen brechen, weil es ihm inzwischen ein Bedürfnis ist und weil die Gedanken, wie er heikle Themen ansprechen kann, ausreifen. Es beginnt, ihm mehr Freude zu machen, wenn in seinem beruflichen Umfeld thematisch interessante Gespräche zustande kommen. Er ist überraschend stolz, nachdem er beginnt, selbst Themen einzubringen und nicht nur die Themen der anderen in die Tat umzusetzen. Er ist nicht mehr länger nur Handlanger. Die Achtung und Beachtung in seinem Umfeld wächst. Er selbst findet einen Weg, mit seiner Familie zu sprechen, wo ein Gespräch längst nötig ist. Er selbst sieht, dass das Schweigen als erfolgreiche Tätigkeit der Vergangenheit nicht mehr zeitgemäß ist. Es ist viel geschehen, seit er ein Kind war, und es ist hinderlich, wenn Notwendigkeiten der Kindheit einen erwachsenen Mann binden.

Indem die Bindungstherapie einen sicheren emotionalen Weg zur eigenen Kommunikationsfähigkeit weist, kann einerseits den derzeitigen Anforderungen besser nachgekommen werden und können andererseits auch die Erfahrungen neu besprochen werden, die hinter dem bisherigen Schweigen standen. Entscheidend ist hier, dass die Methode erlaubt, die Erfahrung und das Vertrauen in die eigene Kommunikationsfähigkeit zu vertiefen, dadurch die *Themen* als kognitiv weckenden Prozess aufzurufen und die Mitteilungsfreude kontinuierlich in Bewegung zu setzen. Auf diesem Weg treten die bisher gemachten und im Schweigen gebundenen Spracherfahrungen automatisch zutage, weil sie sich dem Aufbau durch die motivierende Mitteilungsfreude entgegenstellen. Die prägenden Erfahrungen fordern das Schweigen ein, während die Mitteilungsfreude zum Sprechen einlädt. Meine Lupe verweilt noch länger beim Mitteilen. Ich sehe genau hin und entdecke eine spezifische Form, sich mitzuteilen. Der exakte Begriff ist: *Erzählen*. Überrascht nimmt der Schweiger, der von nun an zu einem Erzähler heranwächst, diese Tätigkeit zur Kenntnis. Erzählen ist ihm fremd. „Ungewohnt", sagt er, „aber angenehm." Das Erzählen nimmt zu. Er und ich können nicht umhin, ein gewisses Erzähltalent zu entdecken. Er ist baff. Dennoch kann er sein Erzählen nicht am Laufen halten. Er fällt zurück und fühlt sich im Gewohnten immer unwohler. Meine Lupe wird benötigt. Mithilfe dieser Vergrößerung erkenne ich, dass seine Ohren betroffen sind. Hier macht sich eine *Ignoranz bemerkbar*. Wenn er tatsächlich ins Erzählen kommt, dann kann er auch gut zuhören. Falls ihn das Thema interessiert. Er lernt, klarer zu entscheiden, wann ihn ein Thema berührt, weil er mehr durch die Themen *berührt* wird. Er lernt auch, nicht auf jedes Thema einzugehen. Dennoch bleibt die Ignoranz im Hören. Die Bindungsfähigkeiten werden konsequent auf das Hören angewandt. Unter meiner Lupe wird erkennbar, dass sich *Widerspruch* an die Ignoranz bindet. Mit leichtem Entsetzen stellen wir fest, dass mächtiger Widerspruch in ihm wirksam ist. Der Widerspruch und alles, was er innerlich artikuliert, fiel nicht sonderlich auf, weil er ja bisher geschwiegen hatte, wenn sich Widerspruch in ihm geregt hatte. Auch ohne Lupe können wir erkennen, dass der Widerspruch seinen Kopf „themenleer" macht. Kein Platz für irgendein Thema. Andersherum verdrängt die Fülle an Themen seinen Widerspruch. Themen, Zuhören und Erzählen werden bindender. Insgesamt nimmt er am Leben mehr Anteil. Ein fundamentales Anliegen einer bindungsorientierten Therapie ist erfüllt. Die Anteilnahme wächst. Er „muss" sich wieder mitteilen. Schon lange nenne ich ihn nicht mehr den Schweiger. Lange Ungesagtes kommt zur Sprache. Das Zutrauen ins Sprechen wächst. Der Grund für sein langes Schweigen bricht sich durch die Tätigkeit des Erzählens Bahn. Die beiden *Hauptwirkfaktoren sind die Freude*, die größer ist als jeglicher Verlust an Sprache und diese wieder ins Erleben zurückholt, sowie die *Tat* des Erzählens, denn sie bindet sich an anlagebedingte kommunikative Fähigkeiten, die wieder in Kraft treten.

Indem der Schweiger an die Tat gebunden war und auf die Kommunikation weitestgehend verzichtete, wird nun wieder das Wort bindend und er erlebt, dass hier Verständnis wächst und Vertrauen geweckt wird. Er kann sich auf das Wort verlassen – und man kann sich auf sein Wort verlassen. Auf dem Weg dorthin werden alte Sicherheiten als geprägte Sicherheiten erkannt. Zum Beispiel bindet sich die Tat an Zuverlässigkeit. Zuverlässigkeit ist in diesem Beispiel eine frühere emotionale Sicherheit. Sie wird in seinem Fall als unmittelbar verbunden mit Kränkung erlebt. Denn die Zurückweisung seiner Mitteilungsfreude war ja der Beginn der ganzen Geschichte von bindenden Taten. Der Kreislauf – Schweigen, Kränkung, Zuverlässigkeit in seinen Handlungen (als Sicherheit für den Notfall) – soll außer Kraft gesetzt werden. Je mehr die Selbstsicherheiten emotionale Bindung ermöglichen, desto deutlicher ist – durch den Kontrast – der Umfang von Zuverlässigkeit und von Kränkung wahrnehmbar. *Eine typische gegenläufige Bewegung kennzeichnet die Entwicklung.* Die Fremdheit gegenüber dem kommunikativen Menschen (als den sich der hier genannte Mann ja nie begriffen hat) weicht einer zunehmenden Offenheit und Bewegung gegenüber allen Prozessen, die sich an seine kommunikativen Fähigkeiten binden. In gleichem Maße entfremdet der Betreffende sich von seiner Identität als „Mann der Tat" (selbstverständlich könnte es genauso gut umgekehrt erfolgen, wenn die Anlagen entsprechend gelagert wären). Der springende Punkt besteht in der Beobachtung, dass hier ein typisches Prinzip erkennbar wird.

Beim Schweiger wurde die eigene Meinung zum bindenden Element, an dem das Prinzip der Gegenläufigkeit wirksam werden konnte. Er hatte gelernt, seine *eigene Meinung* zurückzuhalten. Seine Meinung nicht zu äußern, erschien ihm sicher. *Die Zustimmung* von anderen und die Bestätigung von anderen hatte Vorrang gewonnen vor der Bildung und Formulierung seiner eigenen Meinung. Er orientierte sich mehr und mehr daran, *was die anderen meinten (gleichzeitig regte sich innerlich Widerspruch). Er musste hören, seine Meinung wurde unterbunden. Die Ignoranz begann sich auszuformen. Mit ihr unterbindet er seine eigene Meinung inzwischen selbst.* In seinem Bestreben, sich Zustimmung zu sichern, verbargen sich prägende Erfahrungen. Bereits seine Eltern hatten ihn das Schweigen als Sicherheit gelehrt. Eine eigene Meinung wurde dem kleinen Menschen nicht zugebilligt, weil sie als *sozial gefährlich eingestuft* wurde. Lange geschichtliche Tradition wird immer wieder erkennbar. Die Eltern handelten nicht aus unguten Motiven heraus, sie hatten entsprechende Erfahrungen in der faschistischen Diktatur gesammelt. Die prägende Erfahrung, dass es gefährlich sein kann, seine eigene Meinung frei zu äußern, hatte auch ihr Verhalten bestimmt. Typischerweise wird beim Lösen von prägenden Bindungserfahrungen deutlich, dass Bindungsnot bereits seit Generationen weitergegeben wird. Die prägenden Erfahrungen sind prägend, weil sie zu irgendeiner Zeit tatsächlich sozial gefährdend waren. Die individuelle Erfahrung bestand beim Schweiger/Erzähler darin, dass spontanes Drauflossprechen mit entsprechenden Strafen oder mit Beschämung geahndet wurde. Nach und nach prägte sich ihm ein, dass Schweigen Vorrang vor freier Meinungsäußerung hat. „Danach schauen, was die anderen meinen" wurde zu einer geprägten Sicherheitsstrategie. Genau diese erfolgreiche Strategie (die teilweise erzwungen und teilweise von ihm übernommen wurde) war es aber, die ihn im Beruf und in seiner Beziehung als erwachsener Mann, der viel zu wenig spricht, erneut in Not brachte. Erst brachte ihn sein Mitteilungsdrang in Verlegenheit, um sich dann in ein Schweigen zu verwandeln, das ihn heute wieder in Verlegenheit bringt.

Um ihn aus einem solchen Teufelskreis zu befreien, wird ein Prozess eingeleitet, der sich jenseits der Kindheitserfahrungen (die möglicherweise auch noch tradierter Not entsprungen sind) abspielt.

Transformation ist möglich, weil die Erfahrungen mit Freude und mit kommunikativer Begabung abgeglichen werden und nicht mehr mit den Mängeln der Vergangenheit. Sie ist möglich, weil er sich eingehender in Themen vertieft und sein Ohr offener für interessante Themen wird. Seine Meinung reift und differenziert sich. Sie wird bindungspotent. Dadurch geraten die Prägungen automatisch in Kontrast. Sie werden nicht nur wahrnehmbar. Früher oder später wird mit den Tätigkeiten gebrochen, die notgeprägte Strukturen innerlich in Bewegung halten. Schweigen und Erzählen schließen sich aus. *Meinung löst den Widerspruch. Im Grunde war der Widerspruch immer schon die Folge von zurückgehaltener eigener Meinung. Die Freude wächst und die Freudlosigkeit schrumpft.*

Die beschriebenen Vorgänge können – nach den bisher vorliegenden Fakten – verallgemeinert werden. Sie lassen sich schematisch folgendermaßen darstellen:

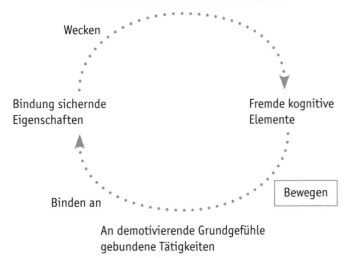

Zur Sicherheit dienende Abläufe

Wecken

Bindung sichernde
Eigenschaften

Fremde kognitive
Elemente

Binden an

Bewegen

An demotivierende Grundgefühle
gebundene Tätigkeiten

> Die bindungsenergetische Psychotherapie entbindet von notgeprägten Kreisläufen, indem sie gegenläufige Abläufe etabliert.

Selbstsicherheit aufbauende Abläufe

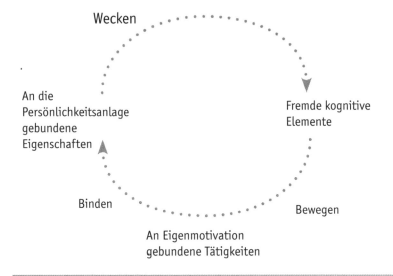

Wecken

An die
Persönlichkeitsanlage
gebundene
Eigenschaften

Fremde kognitive
Elemente

Binden

Bewegen

An Eigenmotivation
gebundene Tätigkeiten

> Es ist die Absicht der bindungsenergetischen Psychotherapie, in diesen aufbauenden Kreislauf hineinzukommen und ihn zu FESTIGEN.

An dieser Stelle enden die Abhandlungen zu den methodischen Grundlagen des bindungsenergetischen Therapieverfahrens. Sie sieht ihren wesentlichen Sinn und Zweck darin, auf bindende Prozesse Einfluss zu nehmen. Sie nutzt den Tatbestand, dass Bindung körperlich bewegt und geistig öffnet. Ändern sich bindende Prozesse, dann ändern sich Bewegungsabläufe und Erfahrungshorizonte. Der Standpunkt, der die Entwicklung des Therapieverfahrens leitet, kann klar formuliert werden: *Bindende Prozesse sind ausschlaggebend für die Eigenregulation*[31] *eines Menschen.* Ist der Mensch für sein Wohlergehen besser gefühlsgesteuert? Oder angemessenerweise intelligent bzw. lösungsbezogen? Reflektiert er lie-

---

31 Siehe auch die Begriffserklärung im Glossar.

ber Bilder oder Gedanken? Kommen seine Handlungen sinnvollerweise Vorstellungen, Wünschen, Träumen oder Plänen nach? Bewegt er sich aufgrund von Fakten, aufgrund seiner Leidenschaft oder hat er den Satz „Wer rastet, der rostet!" verinnerlicht? Jedes einzelne psychische Element entscheidet darüber, welche Bewegungen in Gang gesetzt werden. Jedes Element trägt in sich, wie sich der Erfahrungshorizont öffnet. Bindende Prozesse verlangen, dass der Behandelnde jedes Element unter die Lupe nimmt. Das Kreislaufmodell fordert darüber hinaus ein Verständnis dafür, dass die einzelnen Elemente auch noch in ihren Auswirkungen im Geiste, in der Bewegung und in den Grundeigenschaften der Persönlichkeit erfahrbar werden. Höchste Zeit, die Lupe einmal aus der Hand zu legen und zu verschnaufen.

Ich trete innerlich einige Schritte zurück. Aus der Ferne lässt sich vieles leichter erkennen und außerdem tut es gut, die Perspektive zu wechseln. Ich sehe vor meinem geistigen Auge die Bindungsenergetik. Ich stelle sie mir als eine ungewöhnliche Werkstatt vor, die innerhalb der Psyche operiert. In dieser Werkstatt werden ständig Teile ausgetauscht und Bewegungsabläufe gebremst oder beschleunigt. Von Weitem sehe ich, dass im Namen dieser Therapieform an ganz bestimmten Rädern gedreht wird, und zwar immer dann, wenn die Räder vom betroffenen Patienten nicht selbst angehalten oder in Gang gesetzt werden können. In der bindungsenergetischen Werkstatt werden schließlich die Eigenheiten gefunden, die Eigenbewegung initiieren. Aus der Distanz kann jeder sehen, dass solche Eigenheiten zum Tragen gebracht werden. Die „Schultern" der Grundeigenschaften sind stark. Sie tragen die Belastungen im Leben leichter und reagieren eindeutiger auf die Belastungen, die zu tragen sind. Ich gehe innerlich noch ein paar Schritte zurück und suche mir, um weiter im Bild zu bleiben, einen bequemen Beobachtungsposten. Von meinem Beobachtungsposten aus kann ich deutlich erkennen, dass die Eigenheiten der Persönlichkeit zum Tragen gebracht werden, weil Bindung zwei Effekte besitzt: Sie bewegt körperlich und öffnet geistig. Könnten die Vorgänge in der Werkstatt flüstern, dann würden sie sagen: „Tue das nicht mehr. Denn im Grunde möchtest du das gar nicht tun. Sei nicht so. Denn so bist du ja gar nicht. Lass davon los. Denn dein Halt hält dich ja gar nicht." Genau hier, auf einem weit entfernten Beobachtungsposten kann ich sehen, dass an dieser Stelle an Rädern gedreht wird, die drei Eigenschaften besitzen. Jedes „Rad" wird von einer Eigenheit der Persönlichkeit *getragen,* von eigenen kognitiven Elementen *zusammengehalten* und von daraus folgenden Tätigkeiten *am Laufen gehalten.* Ich beobachte das muntere und bunte Treiben in der ungewöhnlichen Werkstatt ausgiebig und lange. Mit einem Mal wird mir klar, was dort tatsächlich geschieht. Beständig werden die Räder zum Stillstand gebracht, die nicht mehr zufriedenstellen, und andere in Schwung gebracht, die endlich zur Zufriedenheit führen werden. Jetzt, hier und sehr weit entfernt vom Ort des Geschehens erkenne ich, dass sich allmählich ein neuer Lebensschwerpunkt herausbildet. Er ist von einer Grundzufriedenheit gekennzeichnet. Eine Zufriedenheit, die in den originären Eigenheiten der Persönlichkeit begründet ist. Ich recke meinen Hals, um genauer zu sehen, was passiert. Ohne Zweifel, die Menschen gewinnen an Zufriedenheit. Aber warum? Eine Grundzufriedenheit leuchtet herüber, mit der ich mich demnächst näher befassen möchte. Ich sehe, wie innerlich von längst überholter Zufriedenheit abgerückt wird, und allmählich stehen immer mehr Räder still, die nur zur Zufriedenheit anderer am Laufen gehalten werden. Ich kann eine Hinwendung zu den Eigenheiten erkennen, auf denen die körperliche Erfahrung des Zufriedenseins gründet. Die Entwicklung, die sich vor meinen Augen abspielt, erinnert beachtlich an das Umschwenken eines Krans, der seine Greifarme in eine andere Grube taucht. Mit einem Lächeln registriere ich, dass dieses Umschwenken mit der Zeit leichter geht. Ein neues Fundament der Zufriedenheit wird errichtet, das eine größere Festigkeit bietet. Eine größere Flexibilität wird gewonnen. Der Mensch kann sich leichter *umstellen,* wenn das zur Zufriedenheit führt und er dann zufriedener ist. Wenn ich mir die Grundzufriedenheit anschaue und in Betracht ziehe, dass sie durch Flexibilität glänzen kann, dann verflüchtigen sich die restlichen Sorgen, die ich mir um den Fortbestand der Zufriedenheit mache. Ich löse mich von dem mächtigen Anblick gewachsener Zufriedenheit. Nach einer Weile sucht ein zweiter Vorgang meine Aufmerksamkeit. Jemand scheint sich an den Haltevorrichtungen zu schaffen zu machen. Offenbar werden munter Teile ausgetauscht. Von meinem Hochsitz aus wirkt das ganze Szenario wie ein übergroßer Sicherungskasten – ein seltsamer Sicherungskasten noch dazu. Auf den ersten Blick fliegen hier Loyalität und Verbindlichkeit, Zuverlässigkeit und Konzepte, Hoffnungen, Ideale, Ansichten, Einsichten oder Theorien, Ideologien und Glaubensbekenntnisse hin und her. Disziplin wird von hier nach dort gepackt. Kontinuität wird hier genommen und dort gegeben. Gedankengänge werden umgebaut. Gewohnheiten werden abgeschafft und entstehen dort, als erneut lieb Gewonnenes, von Neuem. Pläne werden hier eingehalten und dort durchbrochen. Entscheidungen werden hier revidiert und dort wird zugleich ein nagelneues Entscheidungszentrum errichtet. Traditionen werden gefestigt, die vorher lose umherlagen. Traditionen werden durchbrochen und plötzlich ist ein Weg frei. Auf allen Ebenen in diesem überdimensionalen Sicherungskasten herrscht ein reges Treiben, das mich unwillkürlich an einen Bienenstock denken lässt. Das ganze Bemühen scheint einen tieferen Sinn zu haben. Hier wird einiges geordnet. Neues kommt hinzu. Es muss umgeordnet werden. Manches verschwindet in kaum benutzte Schubladen. Insgesamt erkenne ich einen eindeutigen Trend: *Alles soll besser ausgeleuchtet werden.* Jetzt erkenne ich die Absicht. Es werden neue Sicherungen eingebaut. Weshalb? Alte Räder, die angehalten werden sollen, halten nur an, wenn ihre Sicherungen verschwinden. Sonst wachen sie weiter darüber, dass an bestimmten Rädern festgehalten wird und dass alles dafür getan wird, sie am Laufen zu halten. Einmal gestoppt, hören die alten Räder nicht nur auf zu laufen, sie liegen mehr und mehr im Dunklen der Geschichte. Sie verkümmern in ihrer Akutheit und in ihrer Wirkung. Sie werden auf ihr wirkliches Maß reduziert und erhalten einen angemessenen Platz im *Buch der Erinnerungen.* Ich löse mich von diesem fesselnden Vorgang. Ich lehne mich zurück und staune, dass etwas ungleich Größeres geschieht, während ich meine Zeit damit fülle, dass die Sicherungen der Vergangenheit nicht durchbrennen. Ich halte eine Sekunde den Atem an, weil ich wieder erkenne, dass die neuen Sicherungen REIFEN. Jetzt gehört ihnen meine ganze Aufmerksamkeit. Sie sorgen für KLARHEIT, weil sie alles immer besser ausleuchten, wenn sie reifen. Doch damit nicht genug. Sie halten nicht nur zusammen, wie es die alten Sicherungen getan haben. Sie streben nicht nur nach Sicherheit und erfolgreichem Ablauf. Sie organisieren tatsächlich eine *sinnvolle* Ausleuchtung im überdimensionalen Sicherungskasten. Sie geben der Grundzufriedenheit festen Geleitschutz. Ich rutsche auf meinem Beobachtungshochsitz hin und her und wohne einem Naturschauspiel bei. Ich sehe jetzt, dass hier eine wachsende KLARHEIT am Werk ist. Die neuen „Wächter der Klarheit" regeln nicht nur den Verkehr auf den ausgeleuchteten Straßen. Nein, sie bauen Straßen und sorgen für eine angemessene Form der Beleuchtung. Sie sind innere Bindungswächter. Sie behüten, beschützen und sorgen vor. Diese Klarheit kooperiert vortrefflich mit der erwähnten Grundzufriedenheit. Die Meister der Zufriedenheit achten darauf, dass alle wesentlichen Vorgänge von den anlagebedingten Eigenheiten bzw. Grundfähigkeiten der Person ausgehen und wieder zu ihr zurückkehren, während die Wächter der Klarheit beständig nach den Sicherungen suchen, die der Zufriedenheit auch gutes Geleit geben. Sie erinnern mich an die freundlichen Menschen, die im Theater, in der Oper oder in einem Hotel sicher und wohlwollend den Platz weisen. Zwei Gruppen von Aktivitäten kann ich nun klar erkennen. In der bindungsenergetischen Werkstatt sind viele Mitarbeiter damit beauftragt, alles Erdenkliche dafür zu tun, dass der Mensch die Fähigkeit zur Zufriedenheit erlangt und bewahrt. Dabei werden die Menschen nach Kräften darin unterstützt, dass eine Klarheit der Zufriedenheit den Weg leuchtet, die an allem Wesentlichen (im Sinne der Grundzufriedenheit) festhält und alles andere nach Möglichkeit nicht über die Maßen ausleuchtet. Insgesamt wird es in der Werkstatt allmählich ruhiger. Es ist mehr und mehr dafür gesorgt, was der Mensch wirklich braucht. Er ist im Grunde zufrieden und ihm ist mehr und mehr klar, was er können und wissen sollte, damit das auch so bleibt. Ich schaue auf die beiden Gruppen und freue mich darüber, dass die *ureigensten Fähigkeiten* mit den psychischen Elementen Hand in Hand arbeiten, die *zur Reifung* beitragen. Ich sehe mit Erleichterung, dass nicht mehr alle, die da am Werke sind, aufgescheucht werden, um irgendwelchen Zufriedenheiten hinterherzuhecheln und, Gott weiß wen, hervorzulocken, der angeblich daran beteiligt sein muss; sodass die innere Organisation eher einem politischen Aufruhr gleicht als einer sinnvollen Koordination wesentlicher psychischer Abläufe. Meine Augen können langsam entspannen, weil eine Grundklarheit eintritt, die mich davon erlöst, durch kaum beleuchtete Gänge zu eilen oder von all den flackernden Lichtern geblendet zu werden, nur weil irgendwo über irgendetwas Klarheit entsteht! Während ich die beiden Gruppen von Aktivitäten hübsch sortiere, sodass alles etwas übersichtlicher erscheint, stutze ich plötzlich. Ich beuge mich vor. Natürlich! Die Räder werden durch die Sicherungen in der Bahn gehalten. Die Zufriedenheit zieht Kreise, die von einem heimatlichen Ort ausgehen und wieder zu ihm zurückkehren. Aber das Rad dreht sich natürlich und bewegt sich kontinuierlich fort. Es sind Tätigkeiten, die wie große Hebel auf den Bewegungsablauf Einfluss nehmen. Sie führen das Rad auf bestimmte Felder, die auch Handlungsfelder genannt werden. Sie werden durch die Tätigkeiten gepflügt. Nun erkenne ich die Gesamtkomposition der Werkzeuge, die in der bindungsenergetischen Werkstatt zur Anwendung kommen. Es wird dafür gesorgt, dass die Selbstsicherheit auf reifenden psychischen Elementen basiert, sodass die Handlungen und Entscheidungen Hand und Fuß haben. Es wird auch dafür gesorgt, dass die Tätigkeiten, die den Menschen motivieren und in Bewegung setzen, auch durch entsprechende Handlungen am Laufen gehalten werden und es wird zudem dafür gesorgt, dass die Persönlichkeit in der Entwicklung ihrer grundlegenden Eigenheiten bzw. Fähigkeiten dabei zum Tragen kommt. *Hier werden Reifung, Bewegung und Entwicklung gesichert. Die **Grundfesten psychischer Gesundheit** sind betroffen.* Ihr gilt das therapeutische Bemühen. Nun begreife ich, dass die Tätigkeiten, die hier ausgewählt werden, und die Tätigkeiten, die dafür unterlassen werden müssen, auch einem eigenen Prinzip folgen. Sie werden danach ausgesucht, was der eigenen Zukunft dient und dem Menschen eine Zukunft gibt, sodass eine *Grundzuversicht* sich zu Klarheit und Zufriedenheit hinzugesellen kann. Mich hält es nicht mehr auf meinem Hochsitz. Zu viele Menschen können nicht die Kontinuität entwickeln, die sie brauchen, und die Flexibilität gewährleisten, die ihr Leben ihnen abverlangt. Oder sie können nicht am Laufen halten, was für eine eigene und eine gemeinsame Zukunft notwendig ist. Ich gehe wieder los. Im Gepäck viele Fragen. Ich habe von Weitem gesehen, wie die Werkzeuge der bindungsenergetischen Psychotherapie dazu beitragen können, dass es Menschen wohlergeht, weil sie zuversichtlich bleiben, weil sie Klarheit gewinnen und weil sie im Grunde zufrieden sind. Eine Frage treibt mich allerdings weiter voran: Wie realisiere ich psychische Gesundheit, in jedem einzelnen Fall und ganz konkret?

Im Grunde fühle ich mich wohl

1. Kapitel

Sich wohlfühlen

Im Verlauf einer bindungsenergetischen Therapie werden Grundstimmungen und Gefühlslagen, die sich dem Wohlbefinden zuordnen lassen, in Hülle und Fülle hervorgerufen. Sie können gezielt in Erinnerung gerufen werden. Allerdings reicht es nicht, sie nur zu wecken, auch wenn sie für eine gute Erfahrung bei der Therapie sorgen. Denn die Wirksamkeit des Therapieverfahrens ist daran abzulesen, inwieweit es gelingt, diese Zustände dauerhaft zu *stabilisieren*. Damit solche Wohlfühlzustände stabil werden, gibt es einige Hindernisse zu bewältigen. Das permanente therapeutische Bemühen gilt generell der Herz- bzw. Grundmotivation jedes Patienten. Ein Bemühen, das insbesondere aus dem Interesse erwächst, zu erfahren, was in und mit Patienten vor sich geht, wenn sie *keine* Angst haben, wenn sie *nicht* peinlich berührt sind, wenn sie *keine* aggressive oder passive Form der Selbstverteidigung benötigen und *keine* Scham sie sozial in die Knie zwingt. Denn dann entstehen die bindungspositiven Gefühlslagen, die im Volksmund mit „Herz" beschrieben werden. Sie sind motivierend und gesundheitsförderlich. Auf dem Weg zu einer gesunden Form der Eigenmotivation schaut das wachsame Auge darauf, was genau passiert, wenn kein Grundmisstrauen, keine Ablehnung oder keine Ausgrenzung, kein Mangel an Vertrauen, kein Verlust an Liebe und keine chronische Unzufriedenheit das Selbsterleben stören. Die gesunde Motivation zeichnet sich dadurch aus, dass sie nicht durch einen Mangel in Gang gesetzt ist. Das therapeutische Interesse richtet sich folglich auf die Handhabung von motivierenden Grundgefühlen, die nicht aus der Not geboren sind.

Ein Beispiel:

Mal angenommen, das Innenleben eines Behandelten wird zunehmend von einem Zustand dominiert, der sich mit den Worten *„guten Mutes sein"* beschreiben lässt. Dann sind ein Ausgangspunkt und ein emotionaler Einfluss gewonnen, die Wirkung zeigen. Von der therapeutischen Erfahrung einer an Mut gebundenen Zuversicht bis hin zu einer entsprechenden Lebenswirklichkeit wird in der Regel ein weiter Weg zurückgelegt. Im geschützten Rahmen einer bindungsenergetischen Psychotherapie lässt sich ein Zustand wie *„guten Mutes sein"* noch vergleichsweise leicht wecken. Immer, wenn dieser Patient *guten Mutes* ist, ist er auch *friedlich*. *Friedlich* ist die Beschreibung einer Grundeigenschaft seiner Persönlichkeit und *guten Mutes sein* ist ein Grundgefühl, das sich an diese Eigenschaft bindet. Das Grundgefühl kann deshalb im Zusammenhang mit der eigenen Persönlichkeit wieder aktiviert werden. Es ist grundlos und situationsunabhängig. Das Problem liegt natürlich auf der Hand: Kann der Mensch seinem „guten Mut" keine Taten folgen lassen, dann findet er nicht das Ziel (worauf sein guter Mut bezogen ist). Verlassen ihn die Kräfte oder sind die Gegenkräfte in seinem Umfeld zu groß, dann wird ihm die wiedergewonnene Zuversicht zerrinnen, bis nur noch eine blasse Ahnung davon bleibt, wozu ihn sein „Guten-Mutes-Sein" ständig ermutigt hatte. Dennoch ist es ein hoffnungsvoller Anfang, sich so zu fühlen.

Guten Mutes zu sein, beschreibt ein motivierendes Grundgefühl und ist frei von Mangel. In der Regel lassen sich für die Grundzuversicht[1] sowohl widersprechende als auch entsprechende Re-

---

1 Zum Begriff „Grundzuversicht" siehe auch das Glossar.

alitäten finden, sodass diesem Zustand, *guten Mutes zu sein,* eine ausschlaggebende Bedeutung zukommt. Guten Mutes zu sein, hat nicht nur eine Bedeutung für die eigene Motivation. Das hier beschriebene Grundgefühl ist nicht nur ein Bestandteil der Persönlichkeit und deshalb durch die Behandlung aktivierbar, es ist auch ein Baustein der *psychischen Gesundheit.* Ein gesundes Grundgefühl kann das Zünglein an der Waage spielen und darüber entscheiden, wie ein Mensch im Zweifel reagiert. Steckt er den Kopf in den Sand oder sucht er einen anderen Weg? Ich betrachte das zuversichtliche Grundgefühl als einen möglichen Baustein für die psychische Gesundheit, weil er für die weitere Motivation unverzichtbar ist. Verliert dieser Patient – der immer dann *guten Mutes* ist, wenn er auch *friedlich* ist – seine Art der Zuversicht, dann wird er beispielsweise deprimiert oder lethargisch. Das Wohlbefinden leidet insgesamt.

Der Ansatz der bindungsenergetischen Therapie konzentrierte sich auf die Entwicklung von motivierenden Grundgefühlen. Erst unmerklich und dann immer offensichtlicher verschob sich das Augenmerk in Richtung *gesunde Motivation und gesunde Grundgefühle.* Die weitere Entwicklung zeigte, dass mit der persönlichkeitsbedingten Eigenmotivation zugleich das Thema *gesunde Bindung* und *gesunde Motivation* aufkam.

Zwangsläufig muss ein Gesundheitsbegriff näher definiert werden, der sich hier im Zusammenhang mit Eigenmotivation andeutet. Eine Frage drängt daher nach Antwort: Woran bemisst sich emotionale Gesundheit?

Einfache Beobachtungen aus den alltäglichen Therapieerfahrungen geben erste Hinweise. In einer Hautbehandlung macht ein Patient beispielsweise die emotionale Erfahrung, dass er sich in seiner Haut pudelwohl fühlt. Oder er erlebt eine Grundzufriedenheit körperlich als Wohlgefühl im Bauch. Eine Verbundenheit wird über die Liebe im Blick erlebt. Eine Beteiligung an einem Gespräch wird mit einem friedlichen Gefühl wahrgenommen und das Beisammensein als äußerst angenehm erlebt. Am Horizont zeichnen sich bereits Konturen ab. Es ist leicht zu erraten, welches Gefühl – wenn auch in äußerst unterschiedlicher Darstellung – die Natur als gelungene emotionale Bindungsvorgänge hervorbringt.

Es zeugt, eindeutig und unbestechlich, von einer guten emotionalen Verfassung. Eine Überprüfung erlaubt wenig Zweifel. Der gemeinsame Nenner ist das sogenannte Wohlgefühl. Oder anders ausgedrückt:

Wohlfühlen *zeugt von psychischer Gesundheit.*

Die Ausführungen, die ein psychotherapeutisches Verständnis von Gesundheit näher definieren, beginnen mit einem beinahe banalen Statement:

„Wenn es mir gut geht, dann fühle ich mich wohl.“

Zu dieser Aussage würden sich wahrscheinlich die allermeisten therapeutisch tätigen Menschen bekennen. Somit ist eine Spezifizierung unerlässlich. Sie soll die Rolle und das Verständnis von Wohl und Wohlgefühl innerhalb der bindungsenergetischen Therapie erhellen.

Zuerst erinnere ich an den bindungsenergetischen Standpunkt (und darauf fußt auch ein Teil der Berechtigung auf Eigenständigkeit und Neuheit): Es macht einen grundlegenden Unterschied, ob man versucht, die Hindernisse auf dem Weg zum Wohlgefühl zu beseitigen, oder ob es die *Wirkung solcher Gefühlszustände selbst ist, die genutzt werden, um die therapeutischen Ziele zu erreichen.* Die wohlverbundenen Prozesse selbst sind das Wirkinstrument der Therapie. *Sie sind nicht nur Zweck, sondern auch Mittel der therapeutischen Intervention. Deshalb ist Wohlfühlen nicht nur das*

Resultat der Therapie, sondern auch das Kernstück seiner Wirkungs-weise.

Die Therapie setzt mit ihrer Methode daran an, Grundgefühle[2], die aus dem Bereich des Wohlfühlens stammen, direkt anzusprechen und zu vertiefen. Sie setzt darauf, dass die Therapie insbesondere dadurch wirkt, dass sie als eine Wohlfühlerfahrung angelegt ist, als eine Erfahrung, die hilft, das Eigenwohl zu stärken und Not wie auch Elend abzutragen (in welchem Umfang auch immer). Dies wird so lange gemacht, bis sich das Pendel zwischen demotivie-renden und motivierenden Grundgefühlen stabil um das eigene Wohlbefinden herum stabilisiert hat.

Sodann verweise ich auf den zweiten bedeutsamen Punkt: Er be-trifft das Verhältnis von psychischer Gesundheit und gesunder Motivation. Die therapeutische Praxis muss Aufschluss über die-sen Zusammenhang geben, wenn er nicht nur theoretisch herge-stellt werden soll. Beispielsweise so:

Ein Patient findet zu seiner Begeisterungsfähigkeit zurück. Thera-peut und Klient stellen außerdem fest: Der Klient ist im Zusam-menhang mit seiner Begeisterungsfähigkeit *grundglücklich*. Dieses „Paar" tritt im Zusammenhang auf. Es tritt allerdings nur dann auf, wenn den Klienten keine gegenteilig motivierten Gefühlslagen dominieren. Die gesunde Motivation hinterlässt ihre Spuren in der Vitalität – ihr Fehlen logischerweise auch. Die Beobachtungen sind eindeutig. Fehlt die gesunde Motivation, dann fehlt offensichtlich auch ein Bestandteil des Wohlfühlens. Wieso spreche ich hier von psychischer Gesundheit bzw. gesunder Motivation?

Die Antwort ergibt sich aus der Entdeckung dieser „Pärchen". Sie traten in der Behandlung zuerst zufällig auf. Dann beobachtete ich

---

2 Zum Begriff „Grundgefühl" siehe auch das Glossar.

sie immer häufiger, bis ich anfing, gezielt nach ihnen Ausschau zu halten. Diese Pärchen verbinden motivierende *Grundfähigkeiten und gesunde Grundgefühle.* Sie verstärken sich wechselseitig und erzeugen Eigenbewegung. Die Begeisterungsfähigkeit beispielsweise wird durch das Grundglücklichsein geweckt und genutzt. Der Patient setzt sich selbst in Bewegung und erfährt sein Grundglücklichsein wiederum tiefer. Eigenbewegung[3] und Grundgefühle, die sich aus Wohlbefinden ableiten lassen, werden im Rahmen der bindungsenergetischen Psychotherapie als gesunde Motivation definiert.

Gesunde Motivation sorgt für den Erhalt von Eigenbewegung und Initiative.

Entsprechend ist das therapeutische Augenmerk immer auch auf das Entstehen und Unterstützen von gesunder Motivation ausgerichtet. Ein motivationsbedingtes Wohlgefühl ist nur bindend (und damit stabil wie auch richtungsweisend), wenn es zudem als *Tatkraft* oder als *Leichtigkeit* oder als *Ausgeglichenheit* etc. körperlich erfahren wird. Die Definition von Wohlbefinden muss folglich auch berücksichtigen, welche Motivation sich im körperlichen Erleben als **körperliches Wohlbefinden** auswirkt. In der Therapie kommen regelmäßig solche **gesunden Gefühlslagen** zum Vorschein. Sie geben sich als individuelle Grundlage der psychischen Gesundheit zu erkennen. Es finden sich ausgeglichene Menschen, liebevolle Menschen, ruhige, optimistische, abenteuerlustige, freudige Menschen. Fühlen sie sich so, dann sind diese Personen ganz bei sich selbst(!) und sie sind aufgrund ihrer authentischen Persönlichkeit motiviert! Insgesamt fühlen sie sich auf ihre Art und Weise **wohl.**

Ausgehend von der mannigfaltigen Beobachtung, dass gelungene emotionale Bindung zum Wohlfühlen führt, stellt sich die thera-

---

3 Zum Begriff „Eigenbewegung" siehe auch das Glossar.

peutische Aufgabe, einen Menschen sicher mit seinen ureigenen Wohlfühlkräften in Verbindung zu bringen, bis sich dieses **Gesund-*Fühlen* nachhaltig und wiederkehrend** einstellt.

Die bindungsenergetische Therapie wirkt (wie in Band 2 dieser Reihe ausgeführt[4]) durch Wiederholung und Vertiefung. Sie schafft Stabilität und Öffnung. Die wiederkehrende Erfahrung der eigenen Begeisterungsfähigkeit bindet sich an das Gefühl, „im Grunde glücklich zu sein". Oder umgekehrt: Die ständige Grunderfahrung „im Grunde fühle ich mich glücklich" führt zum zuverlässigen Wecken der eigenen Begeisterungsfähigkeit und sichert damit eine Quelle für Motivation. Die Formulierung „im Grunde" verweist in diesem Zusammenhang auf einen entscheidenden Punkt für die psychische Gesundheit. Solange die Person „im Grunde glücklich ist" und damit eine zentrale Eigenschaft als festes emotionales Fundament besitzt, kann sie sich Gefühlsschwankungen erlauben. Sie muss dann nicht wegen ihrer psychischen Stabilität permanent froh und glücklich sein.

Der Kreislauf schließt sich, wenn das Wohlgefühl auch körperlich erlebt wird und der Klient erfährt, dass er *im Grunde entspannt* ist. Je fester dieser Kreislauf verankert ist, desto stärker ist seine Widerstandskraft gegen widersprechende äußere Einflüsse. Die gesunden Grundgefühle haben folglich einen entscheidenden Einfluss auf die sogenannte Resilienz.[5]

Je fester der hier als Beispiel verwendete, gesunde und motivierende Kreislauf verankert ist, desto länger kann die betreffende Person entspannt bleiben, desto weniger ist sie davon abzubringen, sie selbst zu sein (und damit hier grundglücklich), und desto ausdauernder wird die Begeisterungsfähigkeit im Überwinden

---

4 Siehe Munzel, M. (2011).
5 Zur Rolle der psychischen Widerstandskraft und der Resilienz siehe auch Berndt, C. (2013).

von Durststrecken sein. Alle drei Faktoren sorgen dafür, dass sich der Betreffende das innere Wohlgefühl länger bewahren kann, auch wenn störende Anlässe die Begeisterung mindern und die körperliche Entspanntheit unter Druck gerät. Tatsächlich gerät dieser Mensch dann in gesundheitliche Not, wenn er nicht mehr zu diesen drei Bausteinen seiner psychischen Gesundheit zurückfindet! In diesem Fall kommen zu den äußeren Belastungen auch noch massive innere Notzustände, weil der Körper nicht mehr zur Entspannung zurückfindet, die eigene Motivation nachhaltig leidet und die Person mehr oder weniger neben sich steht.

Psychische Gesundheit wird hier auch in ihrer Bedeutung für die Widerstandskraft gegen ungünstige Umweltfaktoren hervorgehoben.

Aus dieser Perspektive ist das Nachlassen der Ideen – bei einem im Grunde ideenreichen Menschen – ein bedeutsamer Faktor für die Schwächung seiner psychischen Gesundheit. Gleiches gilt für das Nachlassen der Beziehungsaktivität bei einem beziehungsreichen Menschen oder für die Fantasielosigkeit eines fantasiebegabten Menschen. Hält die Not im Innenleben eines Menschen Einzug, ist die Gesundheit geschwächt und Krankheiten finden ihren Nährboden. Ein träumerischer Mensch braucht seine Träume somit nicht nur als Motivatoren. Er braucht sie ebenso dringend für seine Gesunderhaltung.

Gesunde Motivation kann sich nur herauskristallisieren und in gesunden emotionalen Grundzuständen bindend werden, wenn anders motivierte Beweggründe außer Kraft gesetzt werden. Eifersucht, Neid, Wut und Angst, Kränkung und Widerwille, Gleichgültigkeit und Herabsetzung, Einsamkeit und Demütigung sind nur eine kleine Auswahl an Beweggründen, die der gesunden Motivation widersprechen. Sie alle regen sich und bedrohen die gesunde Motivation. Sie geben sich, früher oder später, in Grundgefühlen zu erkennen, die dem Wohlgefühl widersprechen. Im Fokus der bindungsenergetischen Therapie stehen die Folgen belastender Ereignisse und Umstände für die psychische Gesundheit. Sie behandelt folglich die Kränkbarkeit, die aus kränkenden Erfahrungen entstanden ist. Sie setzt sich mit Ängstlichkeit, Verletzlichkeit oder Überempfindlichkeit auseinander. Sie kuriert also Grundgefühle, die infolge mangeldominierter Grunderfahrungen ausgeprägt wurden. Sie setzt ihnen gesunde Grundgefühle entgegen.

Für die therapeutische Praxis ist der Punkt hervorzuheben, dass jeder Mensch eine ganz individuelle Ausprägung solcher gesunden Grundzustände besitzt, die in unmittelbarem Zusammenhang zur authentischen Persönlichkeit stehen. Sie müssen erkannt und gezielt vertieft werden, um sie wieder zur tragenden Säule der eigenen Gesamtverfassung zu machen. Die prägenden Erfahrungen (insbesondere aus der Kindheit) haben häufig dafür gesorgt, dass ganz andere Eigenheiten ausgeprägt wurden und ganz andere Motivationen zielführend geworden sind. Der Grund für mögliche Fehlentwicklungen liegt in der Natur jedes Bindungsvorgangs. Bindung ist das Ergebnis des Menschen in seinem stärksten Bemühen, sich erfolgreich in die emotionale Sicherheit bietenden Traditionen und Beziehungsgefüge einzufügen. Eine gesunde Motivation – im Sinne von Bindung – muss folglich zu einer ausreichend großen Übereinstimmung und Wirksamkeit mit und innerhalb des gegebenen sozialen Rahmens führen. *Der vorliegende dritte Band dieser Reihe möchte deshalb belegen, dass gesunde Motivation zu Wohlbefinden führt und auf lange Sicht einen vielversprechenden Ansatz bietet, um einen ausreichenden Einklang zwischen Persönlichkeit und sozialen Anforderungen zu ermöglichen.*

2. Kapitel

Auf dem Weg zu psychischer Gesundheit

Ein gesundheitsorientierter Therapieansatz stellt *nicht* die schädigenden Einflüsse oder die unverarbeiteten Ereignisse in den Vordergrund, sondern deren Auswirkungen auf die psychische Gesundheit. Ein schockierendes Ereignis oder ein herber Verlust wird jeden Menschen unterschiedlich treffen. So kann beispielsweise die Berührungsfähigkeit leiden. Der Betreffende ist dann *nachhaltig* von der Erfahrung „Ich fühle mich wohl in meiner Haut" abgeschnitten. Auf lange Sicht sind die Folgen mangelnder Berührungsfähigkeit für die psychische Gesundheit noch gravierender als das unmittelbare Ereignis. Ein dauerhafter Mangel ist möglich und kann zu Unberührbarkeit oder in eine innere Isolation führen.

In einem anderen Fall kann die Sehfähigkeit leiden, weil die Person die Augen vor allzu schmerzlichen Ereignissen verschließen musste. Dadurch kann sich der Fokus verändern und der Patient verliert das eigene Wohl völlig aus den Augen.

Die Wiederherstellung der psychischen Gesundheit verlangt im ersten Fall, die Berührbarkeit wiederzuerlangen. Sie ist erst dann wiederhergestellt, wenn das Wohlfühlen durch Berührung wieder möglich ist. Im anderen Fall wird die Fähigkeit wiederhergestellt, das eigene Wohl dauerhaft im Auge zu behalten. Wohl und Bindungsfähigkeit gehen in beiden Fällen Hand in Hand und geben sich als psychische Gesundheit zu erkennen.

Ein solches Herangehen hat viele Vorteile. Der Gesundheitsprozess erhält mehr Gewicht als die pathologischen Vorgänge und stützt dadurch die Eigenmotivation. Die Heilung wird aus der Perspektive der Persönlichkeitsanlage heraus aufgerollt und erlaubt deshalb eine differenziertere Beurteilung, weshalb sich Lebensereignisse in einem speziellen Fall auch sehr speziell auswirken. Die Lebensereignisse alleine erklären noch nicht die individuelle Reaktion. Der stabile Aufbau von Eigenmotivation erlaubt die Entwicklung eigener Perspektiven. Interessanterweise berichten Patienten, die optimistische Aussichten für ihre Zukunft besitzen, auch von positiveren Erfahrungen aus ihrer Vergangenheit. Die Rückkehr zu flexibleren Bindungsfähigkeiten[6] bietet einen erheblichen Schutz gegenüber belastenden Ereignissen der Vergangenheit. Sie erlauben mehr Wohlbefinden. Die an Wohlbefinden gebundenen Grundgefühle verdrängen und lösen Grundgefühle, die durch Mangelerfahrungen entstanden sind. Dieser Schutz sorgt dafür, dass der Patient nicht mehr ohne Weiteres von vergangenen Ereignissen emotional eingeholt wird. Das vorrangige Ziel der bindungsenergetischen Therapie besteht darin, das eigene Wohlbefinden und seine Bedingungen möglichst umfassend kennenzulernen. Aufarbeitung und wachsende Eigenkompetenz ergeben sich aus dem Gesundheitsprozess.

Mit einem Anschauungsbeispiel möchte ich einen tieferen Einblick in die therapeutische Aufgabe ermöglichen, die aus dem genannten Ziel erwächst:
Angenommen, die Therapie hat die gesicherte Erfahrung gebracht, dass eine junge, freundliche Frau nur dann emotional gut bei Kräften ist und entsprechend emotional aufgeräumt und geistig rege, wenn sie ihre *gute Laune* bewahren kann. Dann hat die *gute Laune*

---

6 Siehe Munzel, M. (2011).

für sie eine entscheidende Bedeutung im Zusammenhang mit ihrer psychischen Gesundheit. Die *gute Laune* ist durch Selbstwahrnehmung erschlossen worden und offenbarte ihr, dass sie ihrem *Wesen* nach eine im Grunde gut gelaunte Person ist. *Gute Laune* ist somit nicht nur irgendein Kennzeichen ihrer Persönlichkeit, ohne ihre *gute Laune* verschwindet nicht nur ihre freundliche Grundstimmung. In gleichem Maße verliert sie mit der *guten Laune* auch ihre *Eigenmotivation*. Sie setzt sich nicht mehr ohne Weiteres aus eigenem Antrieb in Bewegung. Ihre Offenheit, ihr Interesse und ihre Bereitschaft leiden. Deshalb ist *gute Laune* für sie eine unverzichtbare Bedingung, um emotional gesund zu bleiben. Nicht weiter überraschend ist dann folgende Feststellung:
Wenn sie gute Laune hat, dann *fühlt sie sich wohl!*

Wohlfühlen nimmt in ihr die Gestalt der *guten Laune* an und sichert ihre Eigenmotivation. Sie ist zweifelsohne eine *stimmungsvolle* Frau. Das Stimmungsvolle bindet sich an ihre *Musikalität*. Die Musik braucht deshalb auch aus gesundheitlichen Erwägungen einen festen Platz in ihrem Leben. Sie benötigt zwingend ein Umfeld, in dem sie auch *gut gelaunt* sein kann. Sie darf keine Scheu haben, andere mit ihrer guten Laune anzustecken. Sie muss die gar nicht so einfache Prüfung bestehen, ihr Umfeld auch gelegentlich mit wirklich mieser Laune zu belästigen, weil sie manchmal nur so ihr inneres Gleichgewicht wiederfindet. Überdies sieht sie sich mit dem Umstand konfrontiert, dass sie tatsächlich ein launischer Mensch sein kann. Sie besitzt vielerlei Erfahrungen, die sie lehrten, dass gute bzw. schlechte Laune auch „gefährlich" und unerwünscht wahrgenommen wird. Oft begegnet sie einer ganzen Armada widersprechender Einflüsse: gegenteiligen eigenen Gefühlen, widersprechenden Fakten oder gar nicht gut gelaunten Mitmenschen. In einem solchen Wechselbad hat die bindungsenergetische Therapie die Aufgabe und die Möglichkeit, alles zu bestärken, was nötig ist, um ihre *gute Laune* zukunftsfest zu machen. In der Sprache der Bindungsenergetik:

Die gute Laune soll mehr und mehr bindend werden!

Für das Thema psychische Gesundheit ist die Einsicht von Bedeutung, dass *Eigenmotivation und Wohlgefühl zusammenhängen.* Sie bilden eine Einheit, die hier als gut gelaunte Persönlichkeit offensichtlich wird. Die Therapie steht deshalb vor dem Problem, prägende Einflüsse, die das Wohlbefinden der Klientin auf ganz andere Grundlagen gestellt haben, so weit zurückzudrängen und abzubauen, bis die Grundlage ihrer Persönlichkeit wieder zum Tragen kommt. Das Wohlbefinden ist hier nachhaltig gestört, wenn ihre gute Laune sich auch längerfristig nicht wieder einstellt. Ein gesundheitsorientierter Therapieansatz hat die Aufgabe, sie mit ihrer Laune vertraut zu machen und zu zeigen, was mit ihr vereinbar ist und was sie tun kann, wenn Lebensumstände nicht mehr mit ihr selbst vereinbar sind. Die *gute Laune* will in all ihren Facetten erfahren und erkannt werden.

Die therapeutische Aufgabe besteht darin, *den gesunden Grundzustand bzw. die emotionale Grundverfassung,* die sich an die Eigenmotivation bindet, dauerhaft zu stabilisieren. Der Mensch ist dann eigenmotiviert und ganz er selbst. Entsprechend gilt es, die Eigenmotivation auf ihrem Weg zu einer Handlungsweise, die im Einklang mit dem Grundwohl des Patienten steht, zu begleiten.

Auf dem therapeutischen Weg, eine psychische Gesundheit zu stabilisieren, die auf dem Verbund von Eigenmotivation und gesundem Grundgefühl basiert, begegne ich zwangsläufig weiteren Komponenten, die im Zusammenhang mit dem Wohlgefühl von Bedeutung sind. Mit den gesunden Motivationszuständen ist lediglich die Ausgangsbasis geschaffen. Sie werden weiteren Prüfungen standhalten müssen. Das Interesse an der Natur, der Individualität und der Dynamik von Wohl und Wohlfühlen bleibt geweckt.

An dieser Stelle nehme ich noch einmal Bezug zu den Anfangs-
überlegungen:
Auf der einen Seite ist das Wohlfühlen ein Maßstab, der jedem Patienten bekannt ist. Jede Erkrankung macht sich früher oder später
durch eine Störung des Wohlfühlens bemerkbar. Auf der anderen
Seite ist jedoch keineswegs klar, wodurch dieses komplexe Gefühl
gebildet wird und von welchen inneren und äußeren Bedingungen dieses Grundgefühl abhängt. Und schon gar nicht, wie es sich
aufgrund der Einzigartigkeit jeder Persönlichkeit exakt ausprägt.

Aus diesem Grund möchte ich weitere Bestandteile und ihre Tü-
cken schildern, denen der Patient auf dem Weg zum Wohlfühlen
begegnet. Wie sich noch zeigen wird, müssen verschiedene Komponenten – jede für sich – erfüllt sein, um ein Sich-Wohlfühlen
dauerhaft zu ermöglichen.
Emotionale Bindung ist bekanntermaßen nicht nur motivierend.
Sie ist in gleichem Maße durch Fürsorge gekennzeichnet. Anders
ausgedrückt: Aus der Motivation folgen immer auch Grundbedürfnisse, um die sich der Mensch sorgen und kümmern möchte
oder muss. Der begeisterungsfähige Patient hat beispielsweise das
Grundbedürfnis, sich mit den Dingen, die ihn begeistern, auch
ausgiebig zu befassen. Aus der Motivation ergibt sich zwangsläufig
ein Aufwand. Die Begeisterungsfähigkeit wird nicht weit tragen,
wenn ihr Aufwand nicht entsprechend betrieben wird. Emotionale
Bindung ist generell eine Fürsorgeaufgabe. Im Rahmen der Fragestellung nach gesundem Bindungsverhalten[7] und dessen inneren
Auswirkungen richtet sich die Suche auf die emotionalen Auswirkungen gelungener Fürsorge. Auch in diesem Fall bestätigen die
Ergebnisse der therapeutischen Beobachtungen lediglich, was im
Grunde bereits als Allgemeingut gelten kann.

---

7 Zum Begriff „gesundes Bindungsverhalten" siehe auch das Glossar.

Die therapeutischen Beobachtungen folgten dann beispielsweise der Begeisterung bis zu ihrem „erfolgreichen" Ende. Der Aufwand wurde betrieben und der Patient oder die Patientin ist zufrieden. **Zufriedenheit** umschreibt zutreffend die innere Verfassung, die gelungener Eigenfürsorge folgt. Zufriedenheit ist ein unverzichtbares Kriterium für psychische Gesundheit. Zufriedenheit ist Ausdruck von Wohlbefinden im Bereich der grundlegenden Bedürfnisse. Es liegt auf der Hand, dass niemand sich ausreichend wohlfühlt, wenn es ihm an Zufriedenheit mangelt. Entsprechend wird das eigene Wohl belastet, wenn ein Mensch nicht zur Zufriedenheit findet oder sie von Umständen, Ereignissen und Bedingungen abhängig macht, auf die er selbst nicht ausreichend Einfluss nehmen kann. Zufriedenheit ist ein offensichtlich unentbehrlicher Bestandteil der psychischen Gesundheit.

Eine daran angepasste Therapieform muss zwangsläufig der Zufriedenheit einen zentralen Platz in ihrer Konzeption und Methode einräumen. Zufriedenheit begegnet mir in der täglichen Arbeit als Ruhe und ihr unzufriedener Widerpart vielleicht als Hektik. Zufriedenheit begegnet mir als friedlicher Zustand. Ihr unzufriedener Widerpart ist – bei gegebenem Anlass – die Streitlust.

Wenn ich nun das Zufriedensein als Teil des Wohlseins begreife, dann ist insbesondere jede innere Repräsentanz von großem Interesse, die mit ihr in Zusammenhang steht. Es sind nicht die Folgen des Verlustes von Zufriedenheit, denen die therapeutische Hauptsorge gilt. Die Hauptfürsorge gilt der Befähigung zur Zufriedenheit.[8]

Die Suche nach einem Gesundheitsbegriff, der sich aus gelungener emotionaler Bindung ableitet, geht weiter. Der Blick richtet sich auf die Rolle der engen Beziehungen.

---

8   Näheres dazu in den Kapiteln 5 und 6 dieses Bandes.

Auch sie dürfen in einem auf Gesundheit und Wohlbefinden gründenden Therapiefeld nicht fehlen. Sie liefern Bezugspunkte, es handelt sich um Nahestehende, an die man sich wenden kann.[9] Die gesunde Fähigkeit, die in diesem Zusammenhang unerlässlich ist, ist ebenfalls jedem Menschen bekannt. Es ist die Fähigkeit, zu *vertrauen.* **Vertrauen** ist ein weiterer Meilenstein auf dem Weg zu psychischer Gesundheit. Die Frage, welcher Teil der psychischen Gesundheit dafür Sorge trägt, dass Zurückweisung, Rückschläge und Misserfolge nicht zu dauerhaftem Vertrauensverlust führen und sich negativ auf das eigene Beziehungsverhalten auswirken, bleibt bestehen. Ich beobachtete, dass Patienten und Patientinnen, die zu ihrem Optimismus zurückfanden oder die an ihrer Fortschrittlichkeit unbeirrt festhielten oder (wie im oben beschriebenen Fall) erneut *guten Mutes* waren, wieder zu Eigeninitiative und Beziehungsaktivität zurückfanden. Das Vertrauen bindet sich in allen Fällen an Eigenperspektive und an das Vertrauen in die Zukunft. Ich identifizierte alle genannten gesunden Grundgefühle als individuelle Formen einer **Grundzuversicht.** **Diese ist für die psychische Gesundheit genauso bedeutend wie die Grundzufriedenheit und kann Vertrauensverluste ausgleichen!** Ein Patient kann sich keinesfalls dauerhaft wohlfühlen, wenn ihm die Zuversicht abhandenkommt.

Mit der Grundzufriedenheit und der Grundzuversicht sind bereits zwei Hauptbestandteile der psychischen Gesundheit erkannt.

Ein dritter Faktor wird sich noch hinzugesellen. Er ergibt sich aus der weiteren Betrachtung von Bindung und Wohlgefühl. Auf dem

---

9 Der allergrößte Schutz im Leben ist Bindung! Bereits eine enge Bezugsperson kann diesen Schutz bieten; siehe hierzu neben Bowlby, J. (2008), und Ainsworth, M. D. S. (1977), auch Berndt, C. (2013).

2 Weg zum Wohlbefinden ist soziale Sicherheit unerlässlich. Das soziale Wohlbefinden stellt sich nach meiner Beobachtung genau dann ein, wenn der Patient für sich *soziale Kreise* gefunden hat, in denen er sich gerne bewegt, weil er sich mit diesen Menschen wohlfühlt. Der Bewegungsradius muss dabei genau so lange anwachsen, bis sich das Wohlgefühl einstellt. Es stellt sich dann ein, wenn der Patient sich mit der Art und dem Umfang seiner sozialen Kreise *sicher* fühlt. Der Patient kann sich wohlfühlen, wenn er in den sozialen Kreisen verkehrt, die einerseits verbinden, worauf er vertraut, und die andererseits den Beitrag zu schätzen wissen, den er sich zu leisten traut. In diesem Zusammenhang spielen Tätigkeiten eine Hauptrolle, die den eigenen Lebensstandard sichern können. Sie führen unweigerlich auf bestimmte Handlungsfelder und die dazugehörigen sozialen Welten. Auch diese Aussage ist ein weiterer Beleg dafür, wie viele grundlegende Aspekte berücksichtigt werden müssen, um den Satz „Ich fühle mich wohl!" wahr werden zu lassen.

Das Gefühl der Sicherheit, ist wesentlicher Bestandteil und Ausdruck des Wohlbefindens. Tausende Beispiele bestätigen alle Formen des Unwohlseins aufgrund von Unsicherheiten und Verunsicherungen. Die Verunsicherungen des Menschen reichen von schwierigen sozialen Bedingungen bis zu den Beziehungsverunsicherungen der frühen Kindheit. Eine Bindungstherapie hat genau festzustellen, ob ein Mensch sich seines Auftretens, seiner Zukunft, seiner Gefühle, seine Beziehungen, seiner Gedanken, seiner Kenntnisse und seiner Fähigkeiten etc. unsicher ist. Sichere Bindungen kommen nicht nur äußerlich zustande, sie existieren – wie sich zeigen wird – auch innerlich. Doch was bringt diese Sicherheit im Wohlbefinden zum Ausdruck? Wann ist das gesteckte Ziel erreicht? Die Antwort, die ich fand, ist wiederum überraschend einfach. **Klarheit** ist der innere Zustand, der vom Sicher-Sein zeugt. Der Mensch fühlt sich innerlich sicher, wenn er sich im Klaren ist!

Sogar mit unklaren Gegebenheiten und tatsächlichen Bedrohungen lässt sich leben, wenn eine eigene *klare* Antwort gefunden wird!

Und was befähigt den Menschen zu innerer Klarheit? Im Rahmen einer sicheren Orientierung sind sinnvolle Handlung und ein klarer Verstand gefragt. Ein Wohlbefinden kann sich ohne ausreichende innere Klarheit bzw. ohne klare Grundorientierung nicht einstellen. Eine auf Selbstsicherheit gründende Klarheit kann nur mit klarem Verstand erreicht werden. Der dritte unerlässliche Baustein für gesunde Bindungen ist somit *der zur Klarheit fähige eigene Verstand.* Eine eingehendere Betrachtung der Zusammenhänge von Klarheit und psychischer Gesundheit drängt sich auf.[10]

Die Grundfrage der bindungsenergetischen Therapie lautet: Woran bindet sich die psychische Gesundheit? Diese Grundfrage beinhaltet drei Teilfragen:

Woran binden sich die sichere Grundorientierung und der klare Verstand?

Was gibt Grundvertrauen und Zuversicht?

Wovon hängt die Grundzufriedenheit ab?

Die Umrisse einer Therapiekonzeption, die auf psychischer Gesundheit fußt, nimmt Konturen an. Die Behandlung bewegt sich zwischen Sicherheit und Unsicherheit. Sie versucht, das Sichsicher-Sein mit dem Klar-Sein in Übereinstimmung zu bringen. Außerdem möchte sie jede Art der Eigenmotivation, die sich an das Erleben von Gesundsein bindet, schützen und unterstützen. Eigenmotivation, Bewegung und körperliches Wohl sollen weitestmöglich in Einklang gebracht werden. Die Therapie bewegt sich also auf den Gebieten von Sicherheit, Klarheit, Eigenmotivation, gesunden Bewegungszuständen, motivierenden Gefühlen

---

10 Siehe hierzu Kapitel 6 und 7 dieses Bandes.

2 und Zufriedenheit, um sie alle an das Erleben von Wohlbefinden zu binden. Mit einem Ausblick endet die kleine Reise durch die Komponenten, aus denen sich Wohlbefinden zusammensetzt.

Das Wohlgefühl als Gesamtgefühl gibt unmittelbar darüber Auskunft, ob die einzelnen Bestandteile ausreichend vorhanden sind, es ist gewissermaßen der „emotionale Beweis", dass alle Aspekte in ausreichendem Maße erlebt werden. Diese Komponenten stammen alle aus den Erfahrungen meiner therapeutischen Praxis. Ich erhebe also keinen Anspruch auf Vollständigkeit. Die Ergebnisse langjähriger Arbeit auf dem durch das Wohlgefühl umrissenen therapeutischen Gebiet lassen sich in der folgenden Aussage zusammenfassen:

Eine gesunde emotionale Verfassung ist der Dreh- und Angelpunkt der bindungsenergetischen Therapie, und zwar sowohl in der Zielsetzung als auch in der Gestaltung jeder einzelnen Therapiesitzung. Deshalb widmet sich dieser Therapieansatz der Handhabung und dem Wesen stabiler Zuversicht. Er befasst sich damit, wodurch die einzelne Patientin oder der einzelne Patient bei klarem Verstand bleibt und worin sie oder er ausreichende Zufriedenheit erfährt.

3. Kapitel

In guten Händen sein

Emotionale Gesundheit ist ohne Zuversicht nicht denkbar. Im Zentrum der Bindungstherapie steht eine Grundfähigkeit. Jeder Mensch kann eigene Perspektiven entwickeln und unterschiedliche Perspektiven einnehmen. Wenn diese Fähigkeit in zu hohem Maße eingeschränkt wird, dann schwindet die Grundzuversicht. Der Verlust von Grundzuversicht spielt eine entscheidende Rolle in einer Reihe von psychischen Erkrankungen (zum Beispiel Depression). Die gesuchte *Grundfähigkeit* bindet sich an einen *zuversichtlichen Grundzustand*. Sie ist Ausdruck einer *Grundzuversicht,* die in der Persönlichkeit selbst angelegt ist. Sie sorgt dafür, dass der Mensch auch unabhängig von deprimierenden Nachrichten weiterhin „guten Mutes" oder „grundoptimistisch" sein kann. Die konkrete Ausformung einer solchen Grundzuversicht ist individuell. Manch einer ist prinzipiell „stets guter Hoffnung". Da ist der Zusammenhang zwischen stabiler Zuversicht und der Fähigkeit, eigene Perspektiven zu entwickeln, schon dem Zustand selbst zu entnehmen. Es gibt allerdings auch von grundlegender Zuversicht zeugende Grundfähigkeiten, die sich inhaltlich nicht direkt erschließen. Eine Person ist beispielsweise „ausgesprochen entspannt", wenn in ihr ein Grundvertrauen fließt, das sie positiv in die Zukunft blicken lässt. Entspannung und Zuversicht lassen sich inhaltlich nicht direkt ableiten. Wenn man aber weiß, dass dieser Mensch sein *Entspannt-Sein* aus seiner Lösungskompetenz gewinnt, dann wird die Grundzuversicht wieder verständlich. Seine Lösungsfähigkeit paart sich innerlich mit seiner Intelligenz und äußert sich in dem Grundvertrauen, dass sich immer eine Lösung findet und jeder selbst etwas zu dieser Lösung beitragen kann. Außerdem ist hier die Grundzuversicht enthalten, dass Intelligenz unter Menschen immer eine Zukunft hat. Hat sie es nicht, dann ist die Zukunft tatsächlich bedroht und verständlicherweise schwindet dann auch die Zuversicht.

Die bindungsenergetische Therapie ist gekennzeichnet durch die Suche nach einer Grundzuversicht, die in den Anlagen der Persönlichkeit ruht. Sie ist besonders dann gefragt, wenn ein Mensch nicht mehr weiß, worauf er vertrauen kann und was in seinem Leben eine Zukunft hat.

Am Anfang dieser Suche nach Grundvertrauen und Zukunftsperspektiven steht – wie sich zeigen wird – das *Selbstvertrauen.*

Ich beginne wieder mit dem klassischen therapeutischen Ausgangspunkt. Die Hand ruht auf dem Herzen und ist von einer gefühlsmäßigen Absicht getragen. Sie signalisiert insbesondere zwei Dinge, die körperlich vermittelt werden: „Ich vertraue dir" und – hoffentlich(!) – „Du traust mir". Eine solche Vertrauensbasis ist für sich bereits ein lohnendes Projekt. „Das Selbstvertrauen soll und wird wachsen", lautet sein Vorhaben. Es ist gegründet auf einer Kernbotschaft: „Ich traue dir!"

Ohne Vertrauensbildung vertrocknet emotionale Bindung, bevor ihre frühen Triebe die Hoffnung auf feste Wurzeln wecken. Vertrauen ist ein Fundament für jede psychotherapeutische Beziehung. Darüber schwebt eine noch bedeutendere Frage: *„Wie weit traust du dir selbst?"*

Um diese Frage zu beantworten, knüpft die emotionale Verbindung einen seidenen Faden, der umgangssprachlich auch „Herzvertrauen" genannt wird. Herzvertrauen, dieses feine Gefühl, mit dem unausweichlich jede Herzbehandlung Erfahrung sammelt. Immer besteht der Wunsch, den speziellen seidenen Faden kennenzulernen, aus dem sich eines Tages höchst tragfähige und ausgesprochen reißfeste Beziehungen entwickeln, die auch schweren Belastungen standhalten können. Wie lässt sich ein solcher Faden spinnen?

Das therapeutische Vorgehen ist – wie sich zeigen wird – fraglos ungewöhnlich. Üblicherweise horchen Behandelter und Behandelnder nach innen und besinnen sich körperlich auf das Herz und sein sich zumeist beruhigendes Schlagen. Schon die ersten Sitzungen werden Aufschluss darüber geben, wie eng das Herzvertrauen als Zugang zum Herzen an die Ohren gebunden ist. Kenner der Entwicklungspsychologie wissen um die frühe Anlage der Hörbeziehung und registrieren die Duplikation in der Methode, indem Beruhigung, eher leises Sprechen und aktives Horchen den Vorgang begleiten.[11] Auch ontogenetisch vollzieht sich ein elementarer Akt der zwischenmenschlichen Beziehung über die Hörbeziehung. Die Therapie ahmt den Entwicklungsvorgang nach und gibt als erste Früchte des therapeutischen Bemühens bekannt, dass in der Beziehung von Herz und Hören *Vertrauliches* im Überfluss zugegen ist.

Die spannende und oft ungläubig gestellte Frage steht im Raum: „Was erfahre ich, wenn ich buchstäblich auf mein Herz höre?" Die Absicht im bindungsenergetischen Bemühen gewinnt Konturen.

Auf sein Herz zu hören, ist ein subtiler Vorgang, der darauf hinzielt, eine vom Hören getragene Vertrauensbeziehung aufzubauen. Das Herzhören baut außerdem eine subtile Beziehung zu sich selbst auf. Fragen begleiten diesen Vorgang: „Traue ich mir?" und „Was ist dort, worauf ich hören könnte?". Gegenläufige Erfahrungen

---

11 Siehe auch Dornes, M. (1993) und Tomatis, A. (1994).

kommen in die Quere. Erfahrungen werden geweckt, die dem Selbstvertrauen in seiner ursprünglichsten Form widersprechen, wenn sie nicht sowieso auf der Lauer lagen: subtile Einwände, die aus den Niederungen des Gehörgangs hallen; Rationalisierungen, die das Vorhaben sabotieren; Unglaube, der die ganze Sache abblasen möchte; Fragen kommen zu Ohren, welche die Aufmerksamkeit von einem ganz einfachen Vorgang ablenken. Der Patient horcht auf sich selbst in einer ganz eigenen Art, wenn er auf sein Herz horcht. Staunend steht der Begleiter vor dem Ereignis, dass das Horchen auf einen körperlichen Vorgang in der Einheit mit einer vertrauensvollen, ebenfalls körperlichen Begleitung tatsächlich das Wesen eines Menschen zu berühren vermag – auch wenn noch ziemlich im Dunklen liegt, was sich hinter dem oft gehörten Ausruf „Hör auf dein Herz" tatsächlich verbergen mag. Das Bestreben, endlich wieder Kontakt zum eigenen Herzen aufzunehmen, wird allerdings häufig gestört von widersprechenden Stimmen, die der zarten Selbstbeziehung andere Orientierungspunkte entgegensetzen.

Vertrauen ist die Motivation. Viele Botschaften, viele Ratschläge und mannigfaltige Kenntnisse sind über das Hören zu erreichen und die bindungsenergetische Therapieerfahrung lehrte mich, dass Patientinnen und Patienten zumeist Vertrautes oder Vertrauen Bedrohendes im Ohr behalten. Die Frage „Vertraue ich dem, was ich da höre?" hat einen ausschlaggebenden Einfluss darauf, ob der Mensch in eine Hör*beziehung* tritt. Hört er nicht, dann erreicht ihn das Gesagte nicht. Worte und Sätze von Menschen, denen bereits vertraut wurde, bleiben dagegen nachhaltig im Hörgedächtnis präsent. Die vertrauten Stimmen werden oftmals erkennbar, wenn die therapeutische Behandlung im Horchen versinkt. Sie kommen zu Ohren in einer gleichen wohlmeinenden Absicht. Das subtile Band der Hörbeziehung wird im Sinne emotionaler Bindung genutzt. Der erneute Versuch, eine Art „reiner" Selbstbeziehung im

Dickicht äußerst formbarer Hörweisen zu finden, steht immer in einem grundlegenden Bindungskonflikt. Schließlich ist es die Natur des Bindungsvorganges selbst, die den Menschen mit dem Wunsch ausstattet, auf vertraute und vertrauenerweckende Menschen zu hören. Und entsprechend infam ist oftmals der Versuch, sich für eine kleine Weile von ihren mehr oder weniger wohlmeinenden, mal Sicherheit spendenden, mal Unsicherheit verbreitenden und häufig auch mahnenden inneren Worten zu lösen. Viele Worte und viele Geräusche sind seit der Zeit der prägendsten Hörerfahrungen (zumeist mit den Eltern) durch das Gehör und seine sich windenden Gehörgänge hindurchgeflossen.

Viele Worte wurden gehört, die sich zu einem feingliedrigen und festen Netz verwoben haben, in das eigene Pfade des Vertrauens und Misstrauens eingewebt wurden.

Mit dem *Herzhören* kehren Therapeut und Patient zu einer Ursprungssituation zurück – zum Nur-auf-sich-selbst-Hören. Es ist jetzt die Aufgabe von beiden, wieder auf sich selbst zu hören, bis (bildlich gesprochen) alle Trommeln verstummen und diese einer inneren Stille Platz machen, solange bis aller Lärm und alle aufdringlichen Einflüsse des Alltags nur noch der Eigenwahrnehmung weichen. Es ist eine Eigenwahrnehmung, die ganz für sich ist, eine Eigenwahrnehmung, die – um im Bilde zu bleiben – nur noch aus Innenohr besteht. Die Situation ist eindeutig. Der Mensch hört nur auf sich, auf sich, auf sich, um sich auf diese Art mit sich selbst vertraut zu machen – verstärkt durch einen Behandelnden, der genau das Gleiche tut. Ganz Ohr macht auch er sich vertraut. Eine Zweisamkeit ist hier am Werk und begleitet die Suche nach einem gebrochenen oder verloren gegangenen Grundvertrauen.

Beide stehen vor der gleichen Aufgabe: Sie wollen sich damit vertraut machen, welche psychischen Ereignisse eintreten, wenn die Wahrnehmung in dieser Weise auf sich selbst beschränkt ist. Eine solche Beschränkung, hat Folgen für das Hören. Das Horchen verändert tatsächlich die Sätze und andere Worte kommen in den Sinn, sowohl bei dem Therapeuten als auch bei dem Patienten. Der Aufbau einer therapeutisch wirksamen emotionalen Bindung befindet sich auf höchst fragilem Terrain. Feinfühligkeit ist gefordert. Empfindsamkeit ist ihre Bedingung. Hinzu kommen: Hinhören, Anhören, Zuhören, in entspannter Weise wachsam sein. Jede Nuance der Hörveränderung kann Einfluss gewinnen. Dann ist es unvermittelt da: das Selbstvertrauen. Es ist da in der ursprünglichsten Bedeutung des Wortes.

Der Forschergeist möchte wissen, neugierig, wie er ist, worauf denn nun das spezielle Herzvertrauen am Anbeginn jeden Selbstvertrauens gründet. Er muss sich noch ein wenig gedulden. Nur allmählich entfaltet sich über die Herzwahrnehmung die Selbstwahrnehmung. Die Geduld wird belohnt werden. Der Behandelnde horcht mit und horcht, horcht, horcht. Wirkungen stellen sich ein, die über die anfängliche Selbstberuhigung hinausgehen – unvermeidbar bei beständiger Bindungsaktivität. Es heißt jetzt einfühlsam, mit Verständnis, sich immer und immer wieder in das Hören eines anderen hineinzuversetzen. Auf diese Weise entsteht ein Grundgefühl. Es wird seelenruhig, vielleicht friedlich. Dankbarkeit kann in einem anderen Fall wahrgenommen werden. Die Person unter der therapeutischen Hand wird gütiger oder liebevoller – nichts Spektakuläres, nur feinsinnige Veränderung, zunächst. Der Behandelte stellt aktiv eine Art der Selbstbeziehung her, die erst den Alltagslärm, dann auch hartnäckige Sorgen oder einnehmende Beschäftigungen und größere Aufregungen für den Moment verblassen lassen. Das Herzhören ist seinem Wesen nach eine Zeit für sich selbst. Die bange Frage ist jedoch nicht vergessen: *Traue ich diesem meinem Selbst?*"

Überrascht, manchmal sogar entsetzt, melden sich verborgene Gefühle. Ebenfalls Grundgefühle, die so nicht zu vermuten gewesen waren. Sie sprechen vom „Herzhören" und flüstern „lächerlich!" oder: „Das Ganze hier ist mir ziemlich gleichgültig." Oder auch: „Ich lehne das hier ab." Wieso der Behandelte mindestens überrascht und manchmal sogar erschrocken reagiert? Weil bei näherem Hinsehen hier verinnerlichte Stimmen Gehör finden und unangenehme Grundgefühle erkannt werden, die schon länger in der eigenen Selbstbeziehung verborgen waren. Diese werden jetzt ans Licht gezerrt durch eine besondere Art des Hörens. Sie zeugen von einem Selbstvertrauensentzug und führen andere Sicherheiten ins Feld. Sicherheiten, die – zumeist durch Erziehung – die Selbstbeziehung beeinflusst haben, ohne dass dies große Bewusstheit erlangt hätte. Die seit Jahrtausenden in praktisch allen Religionen und Kulturen gepriesene Art des Hörens („Höre auf dein Herz"), die lediglich zu dem Zweck verwandt wurde, eine besondere Art der Vertrauensbeziehung herzustellen, reißt plötzlich ab. Das Horchen geht weiter. Die Frage wird konkreter. Was weckt hier das Vertrauen? Auch das Vertrauen des Behandelnden? Und wie regt sich das Vertrauen auf der anderen Seite? Was ist hier vorzufinden? Die Antwort gibt in leisen Worten zu erkennen, was in dem Behandelten selbst vertrauenswürdig **wirkt.** Das Selbstvertrauen, das der Herzwahrnehmung entspringt, erhält eine klare psychische Gestalt, ein Vertrauen in die *Erfahrung* etwa oder ein Grundvertrauen ins *Gefühl*, ein Grundvertrauen in seine *Menschenkenntnis* vielleicht. Es kann auch ein *Verstandesvertrauen* sein oder direkt – so es sich denn explizit um einen Herzmenschen handelt – um Herzvertrauen. Oder aber es zeigt sich derjenige, der dem *Wissen* zutiefst vertraut, weil er sich so/auf diese Weise innerlich öffnet und dabei der eigenen Weisheit Gehör schenkt. Alle genannten Eigenarten von Hören haben die Gemeinsamkeit, *dass sich ein Sich-Selbst-Trauen in der Beziehung zu einer inneren* *und äußeren Instanz begründet.* Diese Hörweisen, geschult und angewendet, werden in nicht allzu ferner Zukunft eine stabile Zuversicht ermöglichen. Das Grundvertrauen, aus dem sich Selbstvertrauen entwickelt, hat also einen festen Partner: *die Vernunft, das Wissen, die Erfahrung, das Gefühl, irgendeinen verlässlichen Partner, der zeitlebens zur Verfügung steht und mit den Jahren an Umfang und Stärke zunimmt. Dieser Partner ist für die psychische Gesundheit von fundamentaler Bedeutung, weil er Vertrauen* **spendet. Die stabile Beziehung zur inneren Vertrauensinstanz** *befähigt zur Vertrauensbildung.*

Aus der Bindungsperspektive wird hier bereits deutlich: Vertraut der Mensch beispielsweise seiner Vernunft, dann traut er nicht nur seiner eigenen Vernunft. Er öffnet sich auch zugleich einer langen Tradition menschlicher Entwicklungen, die auf Vernunft gründet und ihm deshalb leicht ins Ohr geht. Gleiches gilt für jede andere Art des Herzhörens. Das Selbstvertrauen steht hier an seinem Scheideweg. Höre und vertraue ich auf die Stimme des Herzens in diesem Sinne oder gebe ich anderen Einflüssen den Vorzug?

Die Entdeckung der Gestalt, in die sich Grundvertrauen anlagebedingt gekleidet hat, ist zumindest erst einmal gemacht und das war bekanntlich die Absicht. Wem der Mensch vertraut, ist wohlweislich keine Frage des psychotherapeutischen Geschmacks. Soweit die therapeutischen Erfahrungen einen solchen Schluss zulassen, wird Vertrauen nur da sichtbar, wo die Person bereits eine innere Ausprägung besitzt. Eine persönlichkeitsbedingte Anlage bzw. eine eigene Begabung liegt ihr somit zugrunde, die den Weg in eine Vertrauensbeziehung ebnet.

Für die Bindungstherapie möchte ich hervorheben, dass auf diese Weise – über das Herzhören – eine erste Art der gefühlsgetragenen sicheren Beziehung geknüpft werden kann.

Die nur schwer zu konkretisierenden Worte „Höre auf dein Herz"
werden nun fassbarer als ein Grundvertrauen, das zu einer Beziehung befähigt, die das Selbst in vorzüglicher Weise miteinbezieht,
besser noch: die durch MICHSELBST im besten Sinne begründet
ist – eine Beziehung, die sich herauslöst aus den mannigfachen
Beziehungsgeflechten, in die Menschen ansonsten verwoben sind.
Und allein darin findet das Herzhören schon eine sinnvolle therapeutische Berechtigung, weil es jenseits aller Einflüsse eine Selbst-
besinnung ermöglicht.

Das Herzhören, so meine Interpretation, ist der Auftakt zu einer
Hörbeziehung, die immer wieder daran erinnert, was für eine vertrauensvolle Gesprächsführung zu beachten ist. Sie sorgt für eine
eigene Beziehung zu mir selbst und zu einer Unabhängigkeit von
anderen. Es erzeugt eine Rückbesinnung auf mich selbst unter
Einbeziehung einer Instanz, der ICH SELBST BEI MIR SELBST
vertraue.

Meine Überlegungen zum Thema der Entdeckung der Gemeinsamkeit zwischen allen Formen des Herzhörens kommen zunächst
zum Abschluss. Beim Herzhören finden Therapeut und Klient
in einer wohlwollenden Intimität zusammen, um zu erforschen,
wann jemand seinen Ohren traut und was in seinen Ohren An-
klang findet, weil es in ihm Vertrauen weckt. Die Selbstwahrnehmung beschränkt sich beispielsweise weitestmöglich auf die Vernunft des Vernunftbegabten und lauscht den Urteilen, die ihm
so in den Sinn kommen, ganz gleich, welche Themen ihn gerade
geistig umtreiben. In der therapeutischen Beziehung ist ein auf
Vertrauen basierender Kontakt hergestellt. Ein Faden wird ge-
sponnen, der fester wird, der fester und fester wird. Die Therapie
wird so lange anhalten, wie dieser Faden hält. Wieso? Weil diese
ursprüngliche Form des Vertrauens einen tiefen Bindungsvorgang
anregt. Der Therapeut horcht mit. Er vertraut auf das Herz, das
ihm körperlich unter der Hand liegt. Ein gemeinsames Hörver-

ständnis bildet das Fundament der therapeutischen Beziehung. Vertrauen ist die wesentliche bindungsweisende Gefühlslage für eine tragfähige Beziehung. Jede Heirat dokumentiert den Versuch. Es ist die Bindung zweier Menschen, die sich trauen. Und so wird der Behandelte sich allmählich darüber klar, dass er innerlich bereits „verheiratet" ist: mit der Vernunft, mit der Intelligenz, mit dem Gefühl, mit der Erfahrung oder irgendeinem anderen verlässlichen Partner, der aus zwei spezifischen Gründen als vertrauenswürdig eingestuft wird. Zum einen lassen sich mit ihm feste Beziehungen knüpfen und zum anderen ist er maßgeblich an der Sicherung der eigenen Zukunft beteiligt. Ist das Grundvertrauen hier gebrochen, dann ist die Beziehungsgrundlage entschwunden und die eigene Zukunft ist durch Isolation in Gefahr. Öffnet sich die Beziehung vom Grundvertrauen her, dann spricht der Volksmund vom Herzvertrauen. Die Konstellation „Ich vertraue dir und du öffnest dich mir" kreiert **Obhut**.[12] *Obhut ist die grundlegende bindungsbegründete Form der Beziehung. Ich definiere sie hier so: Ein Mensch kann dem anderen vertrauen, weil das Vertrauen des einen beim Zutrauen des anderen in guten Händen ist. In diesem Fall kann sich der eine Mensch an den anderen vertrauensvoll wenden. Obhut bedeutet: „Du kannst mir trauen, weil dein Wohlergehen bei mir in guten Händen ist."*

Mit dem Herzhören ist ein therapeutischer Anfang gemacht, mit dem der Klient zu seiner eigenen Art der Obhut befähigt wird. Sein vertrauensvolles Ohr kann sich auf der Grundlage von Selbstvertrauen spendenden Fähigkeiten seinen Mitmenschen öffnen. *Selbstvertrauen, Obhut und eine Bindung ermöglichende Beziehung bilden in der bindungsenergetischen Therapie eine Einheit.*

---

12 Mit diesem Verständnis von Obhut schlage ich eine theoretische Erweiterung für das Verständnis von Bindungsbeziehungen vor. Näheres im Glossar zu Obhut.

Die auf dieser Art von Obhut gründende Wirkverbindung ist die Grundlage der Bindungs- bzw. Herztherapie. Eine Teilnahme am Grundvertrauen eines anderen Menschen wird zum Ausgangspunkt erkoren und als sichere Anlaufstation etabliert. „Höre auf dein Herz" wird sogleich zu einer Art unabhängigen Beurteilungsinstanz, die das Wohl (das eigene **und** das der anderen) zum richtungsweisenden Inhalt hat. Dieses auf einer inneren Beziehung gründende Grundvertrauen muss unter allen Umständen berücksichtigt und zurückgewonnenen werden, in dem Maße, in dem es verloren ging.[13] Wie die Erfahrungen mit dem Herzhören eindeutig lehren, ist das Grundvertrauen nicht nur das Fundament für das eigene Selbstvertrauen. Aus ihr erwächst die Beziehungsaktivität, die auf Eigenmotivation gründet.

Eine therapeutische Beziehung wird hergestellt, die Selbstvertrauen und Beziehungsfähigkeit im Keim anlegt. Sie wird entfaltet und verfolgt, bis die Patientin oder der Patient selbst weiß, was „unter einen Hut" zu bringen ist und wie sie oder er es anstellt, alles für das Wohlergehen Wesentliche „unter einen Hut" zu bekommen. Jederzeit kann erneut geschaut werden, wie sich dieses Keimblatt entwickelt. Obhut beschreibt, was unter dem eigenen Schutz steht. Behüten ist die Tätigkeit, die sich an die Obhut bindet. Behüten ist eine unerlässliche Grundlage für eine wachsende Bindung und eine unerlässliche Bedingung für einen wirksamen Selbstschutz. *Behüten* bringt das Schützen im Sinne des Wohls begrifflich auf den Punkt. Eine Motivationsgrundlage ist geschaffen, auf der sich Beziehungssicherheit entwickeln kann, getragen von einem Selbstvertrauen, das auf einer eigenen Befähigung gründet, deren dauerndes Teilen und Mitteilen wächst und an Stabilität zunimmt, sodass Interesse, Neugier, Freude, Wissen etc. innerlich be-

---

13 Empathie wird durch die individuelle Hörbeziehung näher definiert. Zur Rolle von Empathie siehe Rogers, C. (2002).

wegend werden. Die Bindungstherapie ist eine Therapieform, die gute Obhut als Rahmen fordert, in der *die Befähigung* zur eigenen Obhut, die sich – **unabhängig** von den prägenden Erfahrungen in der Obhut anderer – entwickeln kann und sollte. Ihre spezielle Form wird berücksichtigt werden. Ein intelligenzempfänglicher Mensch wird in intelligenter Weise angesprochen werden, ein vernunftempfänglicher vernünftig, ein gefühlsbetonter mit Empathie etc. Der Mensch hat Priorität und seine Berücksichtigung wird dann „nebenbei" zur Sprache bringen, wie die Erfahrung mit dieser Art der Beziehungsaufnahme bisher verlaufen ist. Die Vertrauen spendende Beziehungsform nenne ich *Eigenbeziehung*. Sie wird verständlich machen, wieso prägende Erfahrungen prägend waren, weil sich definitiv herausstellt, dass prägende Erfahrungen auch deshalb prägend waren, weil die Eigenbeziehung nicht zum Zuge gekommen ist. *Der Eigenbeziehung*[14] *gilt somit die therapeutische Achtsamkeit.* Das Vertrauen nimmt genau dann Schaden, wenn die Eigenbeziehung nicht gewahrt bleibt. Der Stolz muss bewahrt bleiben, will man Kränkungen Einhalt gebieten. Demütigung muss vermieden werden, wenn das Zutrauen keinen bleibenden Schaden erhalten soll.

Folgende Punkte können festgehalten werden:

- Eine spezielle Art der Hörbeziehung ist die Grundlage für eine vertrauensbildende therapeutische Beziehung. Sie gründet auf einer Bindung ermöglichenden „dritten" Instanz, die in den Grundfähigkeiten bzw. den Begabungen des behandelten Menschen verankert ist.

---

14 Mit diesem Verständnis von Obhut und Eigenbeziehung schlage ich eine theoretische Erweiterung für das Verständnis von Bindungsbeziehungen vor. Näheres im Glossar zu „Obhut".

- Obhut wird dabei hautnah erlebt und die therapeutische Achtsamkeit gilt insbesondere der Eigenbeziehung und der sich daran bindenden inneren Instanz. Die Erfahrung dokumentiert hier: Wo die auf Eigenbeziehung gründende Obhut gegeben ist, fließt Vertrauen.

- Mit dieser speziellen Art der Hörbeziehung ist eine Gesprächsgrundlage geschaffen, die bindende Wirkung entfalten kann, weil der Mensch auf diesem Ohr ansprechbar ist.

- Die Abnabelung von der Therapie selbst ist vorgezeichnet. Sie kann und wird geschehen, wenn die Eigenbeziehung keinen dauerhaften Schutz, keine Fürsorge und keine weitere Unterstützung mehr braucht.

4. Kapitel

Was immer eine Zukunft hat
– über Eigeninitiative und Grundzuversicht

Eltern prägen die Vertrauensbildung maßgeblich. Sie sind die erste Quelle, um zu erfahren, worauf man im Leben vertrauen kann und was generell Zukunft hat. Aus einem Vertrauensverhältnis können auch Verunsicherungen entstehen. Sie können dazu führen, dass sich innerlich Zweifel und Einwände entwickeln, die permanent das Grundvertrauen in sich selbst und in die eigene Zukunft stören. *Das Grundvertrauen in die eigene Zukunft nenne ich Grundzuversicht.* Die genannten Zweifel und Einwände sind zwei psychische Elemente, welche die *Grundzuversicht*[15] insgesamt schmälern.

Ich beobachte regelmäßig, wie manche Patienten nicht nur mit berechtigten Zweifeln, sondern auch mit begründeten Einwänden konfrontiert sind. Sie leiden an einer *Zunahme* von Zweifeln und Einwänden aufgrund innerer Vorgänge, die ihre Zuversicht nachhaltig belasten. Andere lassen hingegen Einwände gar nicht zu und unterdrücken aufkommende Zweifel. Wieder andere können Einwände integrieren und Zweifel überwinden, indem sie ihre Perspektive ändern oder sie nutzen, um neue Perspektiven zu entwickeln. Wenn die Flut an Einwänden und Zweifeln zu groß wird, leidet verständlicherweise die Fähigkeit, Vertrauen zu entwickeln. Die vielen Einwände stoppen dann jede Initiative und die großen Zweifel schwächen jede vertrauensvolle Perspektive.

---

15 Zum Begriff „Grundzuversicht" siehe Glossar.

Ich halte Ausschau nach ihren inneren Quellen. Woran ist die „Eigenproduktion" von Zweifeln und Einwänden gebunden? Ein notorischer „Schwarzseher" half mir dabei weiter. Sein Mangel an Zuversicht ist ein Extremfall, der mich einer Antwort näherbrachte. Der „Schwarzseher" hatte eine ausgeprägt fatalistische Sichtweise. Diese weckte mein Interesse. Sie ist eine **Sicht**. Ist hier mehr zu vermuten als die sprachliche Verknüpfung von *Sicht* und *Zuversicht*?

Ich forschte nach den Bestandteilen dieser fatalistischen Sicht. Aus welchen psychischen Elementen setzte sie sich zusammen? In seinem Fall fand ich drei Elemente: Ich fand seine *Moral* (man könnte seine Grundsicht auch *moralische* Sicht nennen), *Urteile* und *die Tätigkeit des Einschätzens*.

Ihr Zusammenspiel war leicht zu durchschauen. Seine Moral war bindend. Auf ihrer Basis schätzte er Menschen ein und kam zu Urteilen. Offensichtlich führen moralische Sicherheit, moralisch begründete Urteile und die Tätigkeit des Einschätzens nicht zwangsläufig zu einer fatalistischen Sicht. Wieso, fragte ich mich, tun sie es aber in diesem Fall?

Informationen zu seiner Elternprägung erwiesen sich als sehr wertvoll. Mir war bereits bekannt, dass sein Vertrauen auf die Moral der Eltern geprägt war. Ich erfuhr, dass die Urteile (insbesondere die des Vaters), sehr schnell und in puncto Vertrauen *fatal* ausfielen.

Diese Einschätzungen hatten ihn als Kind oft in seiner Eigeninitiative gestoppt. Die Urteile hatte er insbesondere in Verbindung mit *dem Entzug* von Vertrauen kennengelernt.

Dennoch war sein Grundvertrauen an Moral und an sein Urteilsvermögen gebunden. Ein Dilemma, welches mich vor die Aufgabe stellte, einen Weg zu finden, der ihn von seiner fatalistischen Sicht befreien könnte. Nur wie?

Seine Prägung des Grundvertrauens hatte dazu geführt, dass der Patient *regelmäßig* „schwarzsieht". Ein innerer Vorgang sorgte dafür, dass sich die vertrauensschwächende Sicht erweitert und bestätigt. Er kehrte nicht zu seinem Grundvertrauen zurück, um die fatalistische Perspektive zu korrigieren.

An dieser Stelle kam eine weitere Frage hinzu: Wieso *regulieren sich* bei manchen Menschen solche das Vertrauen schwächenden Sichtweisen von *selbst oder warum werden sie aktiv von ihnen korrigiert?* Der Gedanke an die psychische Gesundheit taucht im Hintergrund dieser Fragestellung erneut auf. Manche sind in der Lage, zu ihrer psychischen Gesundheit und damit zu ihrem Wohlbefinden zurückzufinden, und manche nicht.

Millionen von Einschätzungen und von Lebenssituationen werden die das Vertrauen schädigende fatalistische Sicht auch weiterhin ausprägen, wenn ihr **innerlich nichts entgegengesetzt wird.** Die Rückkehr zum Grundvertrauen ist für die psychische Gesundheit unverzichtbar, andernfalls zementiert sich diese Perspektive und die Entwicklung einer verinnerlichten Fehlperspektive ist unausweichlich. Für die psychische Gesundheit ist die (Wieder-)Herstellung der Grundzuversicht – wie sich zeigen wird – von herausragender Bedeutung. Sie ermöglicht es, Einfluss auf die inneren Vorgänge zu bekommen. Zudem erklären diese Vorgänge, weshalb manche Menschen auch unter ungünstigsten Bedingungen ihren Optimismus bewahren können und warum andere bei scheinbar viel weniger belastenden Ausgangsbedingungen trotzdem ihre Zuversicht verlieren.

Der Mangel an Zuversicht kommt auf viele Arten und Weisen zum Ausdruck. Zum Beispiel in der Grundeinstellung: „Das wird doch sowieso nichts." Sie zweifelt vorschnell am Gelingen. Oder es zeigt sich chronisches Misstrauen, das immer bereit ist, gewachsenes

Vertrauen erneut zu entziehen – so auch in der Naivität, welche vertrauensselig Gefahren verkennt.

Ohne Grundzuversicht ist es nicht möglich, sich sicher und aufgehoben zu fühlen, sodass sich in der Konsequenz kein Wohlfühlen einstellen kann. Grundzuversicht ist für den Bindungsprozess unerlässlich. Bindung beschreibt, der klassischen Bindungstheorie folgend, dass Kinder sich bei fürsorglichen und liebenden Eltern sicher aufgehoben fühlen. Unter Umständen ist allerdings die elterliche Zuversicht selbst argen Belastungen ausgesetzt, sodass dieser aus Bindung erwachsene Anspruch von ihnen nicht vollständig einzulösen ist. Aus diesem Grund ist die Beschaffenheit der Grundzuversicht von so großer Relevanz für ein stabiles Wohlbefinden. Aber nicht die Frage nach dem Vertrauensverhältnis zwischen Eltern und Kind steht zur Debatte. Ich stelle mir vielmehr die Frage: Wie stark ist das *ureigene Grundvertrauen in die Zukunft*?

Aus der Gesundheitsperspektive interessierte mich vor allen Dingen, was geschieht, wenn Vertrauen erschüttert ist, verloren geht, entzogen wird oder zu brechen droht. Kann Grundzuversicht verloren gegangenes Vertrauen zurückholen?

Eine geschwächte Grundzuversicht und ein herabgesetztes Selbstvertrauen gefährden die eigene Zukunft von innen und verschärfen reale Gegebenheiten. Die therapeutische Fragestellung bezieht sich auf zwei wesentliche Punkte. Wie kann erstens Grundzuversicht kontaktiert werden? Und wie kann zweitens die gefundene Grundzuversicht therapeutisch genutzt werden, um Fehlperspektiven und Vertrauensmangel zu beheben?

Angst und Unsicherheit entstehen (wie im oben beschriebenen Falle einer Fehlperspektive) nicht nur durch soziale Ereignisse. Sie resultieren hier aus verselbstständigten inneren Prozessen. Dieser Patient wurde zunehmend beziehungsunsicher. Gesteigerte Aggressivität und Abwehrverhalten waren dann zu beobachten. Er begann, sich über die Maßen zu schützen und zu wehren. Die Beziehungsoffenheit – die im Rahmen eines Wohlgefühls gegeben ist – wich zunehmend einem geänderten Beziehungsverhalten. Der „Schwarzseher" traute sich und anderen weniger. Ein *Grundmisstrauen*, das heißt ein dauerhaftes Grundgefühl von Misstrauen, bildete sich aus. Ich beobachte, dass sein Wissen – wann er vertrauen kann und wann nicht und was er sich zutraut bzw. besser nicht zutraut – von ihm *nicht* zur Beurteilung herangezogen wurde. Logischerweise gelang er so nicht zu tragfähigen Beurteilungen. Seine Grundzuversicht schwindet, sein Bewegungsradius engt sich ein und der „Schwarzseher" verschließt sich.[16] Zukunftsängste und Zukunftssorgen sind auf Dauer unweigerlich die Folge.

Was immer eine Zukunft hat

Die Grundzuversicht ist herausgefordert, wenn den „Schwarzseher" folgende Fragen bewegen:

- „Kann ich meine eigenen Vorhaben verwirklichen?"
- „Wie geht es überhaupt weiter?"
- „Kann ich meine lang gehegten Hoffnungen und Wünsche erfüllen?"
- „Kann ich die an mich gestellten Aufgaben bewältigen?"

Der „Schwarzseher" hatte mir gezeigt, dass ein Vertrauen an bestimmte psychische Elemente gebunden sein kann, ohne dass sie zur Bildung von Vertrauen beitragen. Das Vertrauen wird ent-

---

16 Siehe Posth (2009)

weder bestätigt, weil seine Moral bestätigt wurde, oder es wird entzogen, wenn Ereignisse seiner Moral widersprechen.

Es ist nicht meine Aufgabe, seine Moral infrage zu stellen. Ich wollte verstehen, weshalb sie ihn hat fatalistisch werden lassen – ein Fatalismus, der seine Lebensperspektive massiv dominierte. Ich überlegte, woran ich einen gesunden Vertrauensprozess erkennen könnte. Dabei fiel mir auf, dass seine Moral dazu führte, dass kein Vertrauen *wachsen konnte*. Andere Beobachtungen sprachen dafür, dass Vertrauen im gesunden Fall wächst. Hier wurde nur nach dem vorliegenden Grundmisstrauen geurteilt.

Mein Blick löste sich vom „Schwarzseher". Ich musste woanders nach wachsendem Vertrauen in die Zukunft suchen, um ihn aus seinem Fatalismus befreien zu können. Ich hielt fest, dass bei diesem „Schwarzseher" die moral*abhängige* Zuversicht keinen Gewinn an Zuversicht bringt. Hier wächst nur die Moral.
Für gesunde Motivation ist allerdings die *Bildung* von Zuversicht unerlässlich. Nur wachsendes Zutrauen in eine Zukunft, die auch ein Gelingen verspricht, gibt die „Rückendeckung", die der *Mensch braucht, um seine Aufgaben und Pläne auch bei Rückschlägen weiterzuverfolgen.* Zuversicht ist somit eine Bedingung dafür, dass ein Patient die eigenen Angelegenheiten auch mit Aussicht auf Erfolg wahrnimmt!

Meine Aufmerksamkeit blieb an der Beobachtung hängen, dass die Grundzuversicht eine spezielle Zukunftsperspektive in den Vordergrund rückt. Eine psychisch gesunde Perspektive darf keinesfalls in zu starke Abhängigkeit von bestimmten sozialen Maßstäben geraten. Es ist ihre Aufgabe, Vertrauen bereitzustellen, um Schwierigkeiten und Beeinträchtigungen widerstehen zu können. Gesunde Kräfte zeigen ihre Widerstandskraft gerade unter ungünstigen Bedingungen und Umständen. Sie sind entscheidend dafür, ob ein Patient sich in die Flucht schlagen lässt und nur nach geeigneten Zukunftsabsicherungen Ausschau hält, ob er seine Augen gleich ganz verschließt oder ob er – vielleicht auch mit Risikobereitschaft – in einer Situation eine eigene Perspektive entwickelt.

Innere Haltungen geben mir über die Stabilität oder Instabilität der Grundzuversicht Auskunft. „Ich glaube, das geht nicht gut", beschreibt eine wenig zuversichtliche Haltung. Sie macht eine Absicherung notwendig. „Das wird doch nie etwas", formuliert eine Haltung, welche das Vertrauen gleich ganz entzieht. „Es geht immer irgendwie weiter" – diese Haltung könnte eine Grundzuversicht beschreiben, die von tiefem Vertrauen in das Leben zeugt, genauso gut könnte sie eine Durchhalteparole sein.

Ein gesundheitsorientierter Therapieansatz sucht nach den Aussichten, die eine stabile Zuversicht ermöglichen. Da lag die Frage nahe, welche Zukunft denn von der Grundzuversicht eröffnet wird. Sie kann sich nur entfalten, wenn sie nicht von unkontrollierbaren sozialen Umständen dominiert wird. Die bindungsenergetische Therapie sucht also nach einer von Umständen unabhängigen Grundlage für die eigene Zuversicht und eröffnet neue sich daran bindende Perspektiven.

Eine therapeutische Behandlung ist sinnvoll, wenn die bisherige Entwicklung die Grundzuversicht so weit beeinträchtigt hat, dass Rückschläge im Vertrauen und Zutrauen nicht von alleine behoben werden können. Die Grundzuversicht ermöglicht Menschen ganz allgemein, wieder von vorne anfangen zu können. Sie gibt die Kraft, etwas Neues zu beginnen.

Ich halte daher Ausschau nach Zuversicht und ihren Abhängigkeiten. Ich sehe zwei Beispiele aus meiner Praxis vor Augen, bei denen die Zuversicht vom jeweiligen Leistungsvermögen abhängt.

Im ersten Fall sorgen Negativerfahrungen für ein schwankendes Zutrauen in das eigene Leistungsvermögen. Das Zutrauen dieses Patienten wächst und schwindet mit der Bestätigung eines Leistungsnachweises. Bereiche, in denen er anscheinend über ein mangelhaftes Leistungsvermögen verfügt, werden von ihm gemieden. Seine Leistungsbezogenheit bindet sich an eine extrem *kritische* Sicht. Sie sorgt für seine Vertrauensschwankungen und setzt der Grundzuversicht mächtig zu.

Im zweiten Fall ist eine Selbstsicherheit in Bezug auf das eigene Leistungsvermögen zu beobachten. Die Zuversicht bleibt stabil und sie ist ereignisunabhängiger. Ein erster Verdacht wird durch den weiteren Therapieverlauf bestätigt. In diesem zweiten Fall ist das Leistungsvermögen ein Teil der Grundzuversicht des Patienten.[17] Im ersten Fall hingegen ist das Leistungsvermögen eine *Bindungssicherheit*.[18] Die Bedingungen für den stabilen Aufbau der Zuversicht sind dadurch komplizierter. Sein eigener Beitrag fußt auf bestimmten Leistungen. Leistung war bisher geeignet, seine soziale Einbindung abzusichern. Schwindet das Leistungsvermögen, so schwindet auch das Vertrauen. Ohne Ersatz kann der Patient nicht von dieser Art der Grundorientierung lassen: Sie ist tief eingeprägt. Eine Rückbesinnung auf die Grundzuversicht könnte potenziell andere Lebensperspektiven eröffnen, wenn – zum Beispiel aufgrund seines Alters – eine Umorientierung notwendig ist. Dafür sind eine Grundzuversicht und ein sich daran bindendes Selbstvertrauen nötig, das sich von seiner bisher sozial erfolgreichen Perspektive lösen kann. Die Beispiele für tradierte Zukunftsorientierung sind selbstverständlich vielfältig. Leistung ist ein Beispiel für Sicherheit im Leben. Sie trägt einer sozialen Wirklichkeit Rechnung, die Leistung anerkennt. Das Gleiche gilt beispielsweise

---

17 Entsprechend lag im zweiten Fall keine Störung der Grundzuversicht vor!
18 Zum Begriff „Bindungssicherheit" siehe auch die Anmerkungen im Glossar.

für eine moralische Orientierung, welche das „Richtige" im Sinne anerkannter moralischer Werte tradiert (wie beim „Schwarzseher"). Gleiches gilt für Bildung. Alle Beispiele sind Variationen von Zuversicht, die auf einer Sicherheit gründen. Ihr Vergleich lässt folgende Feststellung zu:

Die Zuversicht wird beim Streben nach Bindungssicherheit an anerkannte Sicherheiten gebunden. Im Einzelfall sind die Sicherheiten der maßgeblichen Bindungspersonen prägend. Es entsteht eine gemeinsame Tradition im Vertrauen auf eine sichere und gute Zukunft.

Die prägenden Bindungssicherheiten sorgen dafür, dass die Grundzuversicht *leistungsabhängig, bildungsabhängig oder moralabhängig (o. Ä.)* wird. Die gesundheitliche Problematik besteht darin, dass aus dieser Abhängigkeit keine unabhängige Zuversicht erwächst.

Die abhängige Entwicklung bedroht die Grundzuversicht, weil die anderen Perspektiven zugunsten einer dominanten Lebensperspektive ausgeschlossen werden. Die Folgen liegen auf der Hand. Die inneren Abhängigkeiten können deprimierende Grundgefühle erzeugen, weil andere Perspektiven nicht wahrgenommen werden. Der Leistungsbezogene läuft Gefahr, sich an Hoffnungen zu klammern, denn er kann sie aus den genannten Gründen nicht aufgeben. Damit wird die Zuversicht in ihrer Perspektive einseitig!

Die Alternative der bindungsenergetischen Therapie besteht darin, eine Zuversicht zu entwickeln, die nicht auf einseitigen Abhängigkeiten beruht.
Die Patienten weden darin unterstützt, wachsendes Vertrauen zu bilden und an Festigkeit zuzunehmen.

Es bleibt nun die Frage: Wie kann eine solche Zuversicht beschaffen sein?

Ich suchte intensiver nach der Grundzuversicht. Ich nahm an, dass auch hier eine Grundeigenschaft zu finden sein würde, die das Kriterium erfüllt, in der Persönlichkeit begründet zu sein und sich außerdem durch die Fähigkeit zur Perspektiverweiterung bzw. zum Perspektivwechsel auszuzeichnen. Die Suche wurde mir dadurch erleichtert, dass die Herzbehandlung mir Grundgefühle zugänglich machte, die eindeutig von Zuversicht zeugten. Ich fand zum Beispiel ein *hoffnungsvolles* Grundgefühl. Mit anderen Worten: Dieser Patient war und ist generell *hoffnungsvoll*. Im Grunde hat er Hoffnung und es gibt ihm Vertrauen, konkrete Hoffnungen zu entwickeln. Diese Art der Grundzuversicht ist sowohl eine Eigenschaft als auch eine Fähigkeit von ihm. Ich wollte erfahren, woran sich sein zuversichtliches Grundgefühl bindet. Deshalb reichte es nicht, zu sehen, wie er zuversichtlicher wurde, wenn er sich Hoffnungen machte. Und es reichte nicht aus, dass seine Grundzuversicht beeinträchtigt wurde, wenn ihm innerlich oder äußerlich untersagt wurde, sich Hoffnungen zu machen. Es tat ihm zwar gut, sich Hoffnungen zu machen, aber allein des guten Gefühls wegen hatte er noch keine stabile Grundzuversicht.

Der Vergleich mit anderen Fällen führte zu weiteren Informationen und lieferte ein überraschendes Resultat: Das Zuversicht begründende Grundgefühl sorgt dafür, dass **Eigeninitiative**[19] geweckt wird.

Die Zusammenhänge geraten in Bewegung. Fäden laufen zusammen.

Ein grundneugieriger Patient wird immer initiativ, wenn seine Erfahrung angesprochen wird. Es ist ganz gleich, ob diese Erfahrungen widersprechend oder entsprechend der allgemeinen Diskus-

---

19 Zum Begriff „Eigeninitiative" siehe auch im Glossar.

sion sind – sie *fordern seine Initiative im Sinne der geistigen Aktivität heraus*. Erfahrungen werden kontrolliert. Gleichzeitig sind Erfahrungen vertrauenserweckend. Es gilt nicht der Spruch: „Vertrauen ist gut, Kontrolle ist besser!" Vielmehr ist in dem **Neugierig-Sein** ein Grundvertrauen enthalten. Dieses Grundvertrauen ruft die eigenen Erfahrungen auf. Die *Erfahrungskontrolle* wiederum führt zu unterschiedlichen wie auch erweiterten Perspektiven und sorgt dafür, neues Vertrauen wachsen zu lassen und altes Vertrauen zu festigen. Der Patient kann mit gutem Gefühl auf seine Erfahrung vertrauen. Erfahrung hat schließlich immer eine Zukunft und sie hat in puncto Stabilisation den Vorteil, dass sie nur anwachsen kann. Der Vergleich bestätigt meine aufkommende Vermutung. Ich denke an eine andere Patientin, die **Klug-Sein** als Vertrauen weckende Grundeigenschaft besitzt. Sie wird, das sehe ich jetzt, initiativ, wenn es um Wissen geht. Ich lege ihr nahe, auf Wissen zu vertrauen, – und sie wird wissensaktiver. Sie kontrolliert ihr Wissen genauer und unmissverständlich wächst ihre Grundzuversicht, die durch das Grundgefühl der Gelassenheit[20] körperlich erlebbar wird. Ihre Grundzuversicht ist begründet. Auch Wissen hat in der Menschheit immer eine Zukunft. Wissen kann nur mehr werden. Gleichzeitig erleben beide Patienten, der eine mit Erfahrung und der andere mit Wissen, das sie selbst etwas beizutragen haben. Sie erleben sich initiativ, wenn Erfahrung bzw. Wissen gefragt ist. Notfalls können sich beide auf ihr Wissen und ihre Erfahrung zurückziehen oder sich an andere wenden, die über mehr Wissen oder mehr Erfahrung verfügen. Generell kann sich die auf Grundzuversicht basierende Eigeninitiative beteiligen. Ihre Kontrolle ist sinnvoll und nötig, damit das Vertrauen gerechtfertigt bleibt.

---

20 Die Gelassenheit ist an dieser Stelle ein gutes Beispiel dafür, dass jedes psychische Element in einer bestimmten Funktion stehen kann. Hier steht sie für Grundzuversicht, in anderen Fällen tut sie das nicht.

Weitere Vergleiche führen mich immer wieder zum gleichen Ergebnis: Grundvertrauen und zukunftsträchtige Kontrolle (die auf einer Grundbefähigung gründet) führen zu einer stabilen Grundzuversicht.

Hocherfreut kann ich konstatieren:
Die Grundzuversicht basiert auf dem Wechselspiel von Vertrauen und Kontrolle, das eine sichere, offene und zukunftsträchtige Perspektive eröffnet. Die psychische Gesundheit stellt bei Grundvertrauen und bei Zukunftssicherung die Stabilität von Bindung und Wohlgefühl sicher.[21]

Der Behandlungskreislauf, der so oft durchlaufen wird, bis die Grundzuversicht stabil ist, nahm Gestalt an:

Auf Grundzuversicht basierende Eigeninitiative

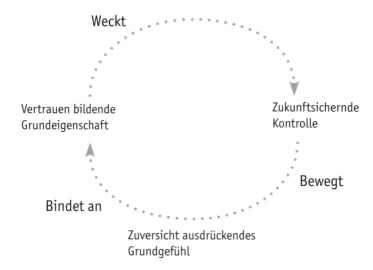

Weckt

Vertrauen bildende
Grundeigenschaft

Zukunftsichernde
Kontrolle

Bindet an

Bewegt

Zuversicht ausdrückendes
Grundgefühl

---

21 In der Behandlung von Zukunftsängsten, die den Betroffenen nicht loslassen, oder bei Hoffnungslosigkeit und Aussichtslosigkeit in der Depression kommt die Nutzung der Grundzuversicht zur Anwendung und muss dort ihre Validität beweisen.

Gute Aussichten

Die Grundzuversicht ist an mindestens drei Stellen in gesundheitlicher Gefahr:

Die grundzuversichtliche Perspektive kann durch eine Sicherheit bietende Perspektive verstellt werden. Im konkreten Fall sieht eine solche verstellte Perspektive so aus: Ein erfolgreicher Patient hat seine Zuversicht an materiellen Erfolg gebunden, seinen sozialen Erfolg an Beliebtheit und seine emotionale Sicherheit an Zustimmung. Diese Erfolgsorientierung sorgt für Verunsicherung, wenn die entsprechenden Erfolge ausbleiben. Es wäre dann nötig, die Erfolgsperspektive zu wechseln, um andere Perspektiven einnehmen zu können. Die Erfolgsperspektive wird ansonsten zu einer *Erfolgsabhängigkeit* – und führt zu einer verminderten Grundzuversicht. Freudlosigkeit ist eine von vielen typischen Folgen, die durch zu eingeschränkte Perspektive entstehen kann.

Die zweite Gefahr für die psychische Gesundheit besteht in der Inaktivität oder der Fehlaktivität für die eigene Zukunft. Der eben erwähnte Fall von Erfolgsorientierung richtet sein Augenmerk auf die erfolgsrelevanten Realitäten. Der so definierte Erfolg lässt die betreffende Person in zu hohem Ausmaß eigeninitiativ werden, wenn der Erfolg bedroht erscheint, und sie strebt an, weitere Erfolge „um jeden Preis" zu erringen. Andere geistige Aktivitäten kommen zum Erliegen und das Übermaß an Erfolgskontrolle kann andere sinnvolle Initiativen innerlich ersticken. Diese Person engt den Horizont zu sehr auf die Eckpfeiler ihres Erfolges ein. Umgangssprachlich könnte man sie als „erfolgsgeblendet" beschreiben. Ein zu enger Horizont macht sich früher oder später durch einen Mangel an Inspiration bemerkbar.

Bleibt die dritte gesundheitliche Gefahr: Der eigene Beitrag, der aus dem Grundvertrauen geschöpft werden kann, wird nicht geleistet. Der Patient traut sich aufgrund von Erfolglosigkeit nicht zu, erneut initiativ zu werden. Er mag nicht sprechen oder seine Gedanken mitteilen oder seine Vorschläge unterbreiten.

Ein gesundheitsorientierter Therapieansatz hat folglich die Aufgabe, dafür zu sorgen, dass die auf Grundzuversicht basierende Eigeninitiative nicht außer Kraft gesetzt wird. Die bindungsenergetische Therapie begleitet den Patienten so lange, bis seine Grundzuversicht wieder so weit erstarkt ist, dass der eigene Beitrag durch Eigeninitiative zur Sprache kommt. Dadurch wird sowohl die Ausreifung eigener Beiträge als auch die soziale Einbindung gesichert.

Eine ganz andere Perspektive wird eröffnet, wenn ich mir die Veranlagung des erfolgsbezogenen Patienten noch einmal anschaue. Drei andere Elemente sind im Sinne seiner psychischen Gesundheit bindend:
Er ist *grundkompetent* – eine Eigenschaft seiner Person, in der ein unentdecktes Bündel an Fähigkeiten zur Entfaltung bereit ist. Im Geiste entwickelt er *Antworten*. Sie eröffnen neue Horizonte. Schließlich erlebt er, wohltuend und körperlich, ein Grundgefühl der *Seelenruhe*. Die Behandlungsweise ist bereits bekannt. Sie hat das Ziel, ihn mit seinem *Kompetent-Sein* vertraut zu machen. Er lernt dies als ein Fundament seiner Persönlichkeit kennen, die Fähigkeiten entfaltet, die in ihm stecken und die sich durch wachsendes Vertrauen zu erkennen geben. Diese Erfahrung wird eindrücklicher, wenn ihm bewusst wird, dass ihm – im Zusammenhang mit dieser Grundeigenschaft – leichter Antworten in den Sinn kommen. Sie stellen wiederum ein *Vorankommen* in Aussicht. So ist es nicht weiter verwunderlich, dass ihn *Vorankommen* zuversichtlich stimmt. Der Kreis schließt sich, wenn er das Grundgefühl

der Seelenruhe entwickelt. Er schließt sich, weil sich die Zuversicht spendende Seelenruhe wiederum an das Kompetent-Sein bindet (dieser Kreislauf ist in der folgenden Abbildung dargestellt).

Die Grundeigenschaft stellt Vertrauenerweckendes in Aussicht

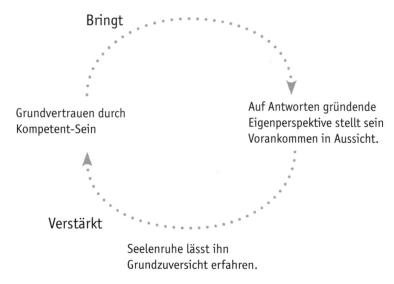

Bringt

Grundvertrauen durch
Kompetent-Sein

Auf Antworten gründende
Eigenperspektive stellt sein
Vorankommen in Aussicht.

Verstärkt

Seelenruhe lässt ihn
Grundzuversicht erfahren.

Ich führe mir den Kreislauf noch einmal vor Augen:
Der Patient besitzt die Eigenschaft, *kompetent zu sein*. Die Herzbehandlung kann deshalb seine Eigenschaft, *kompetent zu sein*, *vertiefen*. Diese Eigenschaft wird ihm damit vertrauter. Er nimmt wahr, je öfter sie vertieft wird, desto öfter er eigene Antworten findet. **Aus ihnen entwickelt er eigene Perspektiven und eigene Beiträge.** Im Grunde ist er voller Antworten. Es gibt auf jede Situation eine Antwort und prinzipiell gibt es fast immer jemanden, der eine Antwort kennt. Gut, dass er kompetent ist. Die Grundeigenschaft beschreibt und entfaltet seine *Kommunikationsfähigkeit*. Seine Grundzuversicht erlaubt ihm zunehmend, geduldiger zu werden,

bis er eine Antwort findet. Er wird disziplinierter beim Finden von eigenen Antworten. Dadurch wird seine eigene Perspektive stabilisiert. Er sieht die Situationen, auf die er eine Antwort braucht, differenzierter und verbreitet mehr Zuversicht, dass sich schon eine Antwort finden lässt, wenn gerade keine guten Aussichten in Sicht sind. Seine zuvor eingenommene Erfolgsperspektive war immer nur auf den Augenblick, auf das Hier und Jetzt, beschränkt. Die Fesselung an den Augenblick weicht mehr und mehr einer größeren Perspektive. Er hat nun ein offenes Ohr für andere Antworten. Früher hatte die Erfolgsperspektive die Konkurrenz betont und er hatte deshalb den Erfolg von anderen als bedrohlich wahrgenommen, weswegen er keine Freude für die Erfolge anderer empfinden konnte. Der Perspektivenwechsel von der Erfolgssicht zur kommunikationsdominierten Sicht ermöglicht ihm, mehr Freude an den Antworten auf verschiedene Lebenssituationen zu empfinden. Er kann umsichtiger vorgehen, weil er sich sicherer geworden ist, dass er auch in Zukunft seine kommunikationsbedingte Kompetenz entfalten kann. Eigene Antworten und Kompetenz haben immer eine Zukunft. Das Gehör für die Antworten, die andere auf Problemstellungen haben, sorgt dafür, dass er auch leicht die Perspektiven seiner Mitmenschen berücksichtigen kann.

Die Behandlung hat die Aufgabe, ihm seine Kommunikationsfähigkeit nahezubringen. Er erfährt zunehmend die Fülle seiner eigenen Antworten. Es gelingt ihm deshalb leichter, Erfolgsperspektiven und tatsächliche Eigenperspektive (die auf Kommunikationsfähigkeit und eigenen Antworten basiert) innerlich auseinanderzuhalten. Die stabilere Grundzuversicht und die wachsende Selbstsicherheit führen zu dem Punkt, an dem seine alte Erfolgsorientierung in einen unvereinbaren Widerspruch zu ihm selbst gerät. Seinen eigenen Antworten vertraut er schließlich mehr, weil sie Vertrauen einflößen. Er erkennt sie als seine eigene und anlagebedingte Grundperspektive, während ihm die Erfolgsperspektive immer fremder wird und sich als Sicherheitsstrategie entlarvt. Ihr traut er mehr und mehr, während sein Grundvertrauen in den Erfolgsweg schwindet. Die Seelenruhe ist ein höchst angenehmes und Zuversicht vermittelndes Grundgefühl, das ihn auf diesem Weg begleitet. Es stellt in der Folge auch Freude, Mut und andere motivierende Grundgefühle in Aussicht, weil er Eigeninitiative entwickelt, wenn ihn die Suche nach Antworten packt.

Die Behandlung, die ich gerade grob skizziert habe, lässt sich entsprechend so verallgemeinern:

Behandlungswege

Bringt

Zuversicht spendende
Befähigung

Eigeninitiative
entwickeln

Verstärkt

Zuversicht vermittelnde Grundgefühle
(guten Mutes, grundoptimistisch,
guter Hoffnung sein etc.)

Die bindenden Zustände der Grundzuversicht werden wieder und wieder vertieft. Sie sind ein Wohlfühlerlebnis und tragen zu wachsendem Vertrauen bei. Die an diese Grundzustände gebundene Grundfähigkeit wird als Eigenschaft vertieft wahrgenommen und in ihren kognitiven Auswirkungen immer wieder begleitet. Gerade der Vertrauensprozess profitiert ungemein von der Wirkung durch Wiederholung. Vertiefung und Stabilisierung haben Vorrang vor Konfrontation und Aufarbeitung, wenn die Befähigung erst wachsen soll, um dann mit besseren Aussichten auf die vorliegende Situation zu schauen.

5. Kapitel

Ganz ich selbst sein
– über Grundzufriedenheit und Eigenaktivität

Zufrieden oder unzufrieden?

Zufriedenheit tut wohl. Wer wollte diese Aussage bezweifeln? Ohne sie bleibt der Mensch auf der Suche. Unruhig hält er Ausschau. Rastlos treibt es den Unzufriedenen voran, denn die Unzufriedenheit lässt ihn nicht los. Gibt der Mensch sich zu früh zufrieden, dann gärt es in ihm. An einem stillen Ort seiner Seele versammeln sich Gefühle, die ausdrücken, was ihm fehlt. Früher oder später bricht die gesammelte Unzufriedenheit aus ihm heraus. Sie vergiftet die Atmosphäre. Möglicherweise folgt ein Vulkanausbruch, der andere und ihn selbst in Flammen setzt. Eine Abkehr droht. Die allgemeine Gereiztheit steigt. Ungute Gefühle kommen auf. Worte werden gesagt, die später nur schwer zurückzunehmen sind. Unausgereifte Entscheidungen werden getroffen. Vorhaben werden zu früh oder zu spät abgebrochen. Unzufriedenheit hinterlässt eine Leere. Ihre Folgen sind schwerwiegend. Wieder ist der Mensch nicht an sein Ziel gekommen. Hoffnungslosigkeit, Missmut, Enttäuschung oder Verzweiflung können auf lange Sicht folgen. Unzufriedenheit kann sich durch Schreien spontan Luft machen. Sie kann ebenso ein langsam quälender Stachel sein, der sich durch permanentes Nörgeln oder durch ständige Kritik tiefer bohrt. Wenn die Hoffnung auf Zufriedenheit restlos schwindet, führt sie ins Schweigen. Zufriedenheit ist ein starker Selbstausdruck, der über Wohl und Weh Auskunft gibt.

Zufriedenheit ist also eine gute Sache. Oder? Bei genauerem Hinsehen fällt auf, dass Zufriedenheit niemals alleine kommt. Sie ist – bildlich gesprochen – immer „in Begleitung". Manchmal kommt sie in Begleitung von Selbstgefälligkeit. Im psychotherapeutischen Kontext kann niemand mit Selbstgefälligkeit zufrieden sein. Ich schaue mir diese „Zufriedenheits-Combo" genauer an. Selbstgefälligkeit ist ausschließlich mit sich selbst zufrieden. Diese Zufriedenheit ist kein Teil von etwas. Bei genauerem Hinsehen lässt sich eine Ignoranz entdecken. Ignoranz ist in der Lage, aus Zufriedenheit eine Selbstgefälligkeit zu formen. Wer Zufriedenheit erlebt, der *erfährt körperlich,* dass alles, so wie es im Moment ist, gut ist. Bei der Selbstgefälligkeit greift die Zufriedenheit zu kurz. Sie missfällt anderen Menschen, die diese Zufriedenheit als Selbstgefälligkeit identifizieren. Zufrieden-Sein signalisiert ganz allgemein, dass der Mensch an einem angestrebten Punkt angekommen ist. Zufrieden-Sein ist auch erlebtes Angekommen-Sein. Somit prägt auch das Ziel die Art der Zufriedenheit. Die Zufriedenheit ruht tief im biologischen Bereich, wie die tiefe Zufriedenheit von Babys nach dem Stillen. Meiner Beobachtung und Erfahrung nach trifft der Satz „Im Grunde fühle ich mich wohl!" auf nichts so sehr zu wie auf das Erleben von Zufriedenheit im Körper. Diese Aussage wird noch untermauert durch einen anderen ständigen Begleiter der Zufriedenheit. Es ist die Tätigkeit. Sie ist ein ständiger Begleiter der Zufriedenheit und ihre erfolgreiche Kombination sorgt dafür, dass etwas zufriedenstellend umgesetzt wurde. In diesem Zusammenhang treffe ich auch auf einen „Dauerbegleiter":

Der eine Patient ist mit seiner Arbeit zufrieden, der andere mit seinen Beziehungen, der dritte mit Bewegung. Auf dem Weg, die Natur der Zufriedenheit zu erkunden, erfahre ich zweifelsohne einiges über meine Patienten, über die Bedürfnisse wie auch über die Motive, die sie leiten. Zufriedenheit darf nicht missachtet werden! Sie beinhaltet, wohin der Mensch möchte und was er haben will. Die an Zufriedenheit gebundenen Bedürfnisse dürfen auch deshalb keinesfalls missachtet werden, weil die Therapie sonst nie zu einem Ende kommen würde.

Im Rahmen einer bindungsenergetischen Psychotherapie sind Bedürfnisse und Zufriedenheit nun in sehr spezieller Hinsicht von Interesse. Wenn ich weiß, wodurch und womit ein Patient *Zufriedenheit* erfährt, dann habe ich einen fundamentalen Teil seiner Persönlichkeit erkannt. Interessanterweise habe ich die Erfahrung gemacht, dass die meisten meiner Patienten *dauerhafte Unzufriedenheit* nicht als Problem ansehen. Sie sehen natürlich, womit sie unzufrieden sind, wenn wir zu diesem Thema ein Gespräch führen. Ich erkenne in der Unzufriedenheit allerdings ein gesundheitliches Problem. Chronische Unzufriedenheit ruft eine innere Mangelsituation hervor. Nimmt der Mangel überhand, dann wird ein Vitalitätsverlust sichtbar. Ich beobachte im Zusammenhang mit Unzufriedenheit entsprechend häufig auch Erschöpfungszustände. Es ist keineswegs einfach zu benennen, welches Bedürfnis jeweils hinter dem Unzufrieden-Sein steckt. Erkennt zum Beispiel eine Patientin eine Notwendigkeit nicht und vernachlässigt damit sich und ihr Leben? Sieht ein anderer Patient sich in der Pflicht, obwohl ihm selbst die Sache im Grunde seines Herzens nur Last und Aufwand ist? Für die Therapie kann ich mir **Vitalität** als sicheres Kennzeichen zunutze machen, um zu entscheiden, ob grundlegende Bedürfnisse auch zum Zug kommen. Für die psychische Gesundheit ist der Erhalt von Vitalität natürlicherweise unerlässlich.

Das Ringen um Zufriedenheit entfacht eine starke Dynamik. Sie fordert ein Entweder-oder. Sie erlaubt und verbietet. Die Veränderungen auf dem Gebiet der Zufriedenheit sind von zentraler therapeutischer Bedeutung, weil Zufrieden-Sein dafür sorgt, dass Ereignisse toleriert werden und Handlungsabläufe weiterlaufen.

Unzufriedenheit versucht, beide zu stoppen. Unzufriedenheit bringt emotional zum Ausdruck, dass dies oder jenes so nicht weiterlaufen soll. Die Grunderfahrung von Zufriedenheit bzw. Unzufriedenheit ist somit innerlich richtungsweisend. Grund genug also, sich die Bedürfnisse, die es zufriedenzustellen gilt, im Einzelnen anzuschauen. Generell war mir aus der Bindungstheorie bekannt, dass emotionale Bindung zu einer Abhängigkeit führt. Das klassische Beispiel ist das Kind, das Bedürfnisse hat, und die Eltern, welche für die Erfüllung der Bedürfnisse Sorge tragen. Die Kind-Eltern-Abhängigkeit ist eine Beziehungsabhängigkeit. In meiner therapeutischen Praxis habe ich es aber mit bereits verinnerlichten emotionalen Prozessen zu tun. Prägende Einflüsse wurden bereits verarbeitet, manche Bedürfnisse sind daraus erst entstanden, andere wurden verdrängt und kommen gar nicht mehr zum Zug.

Ich interessierte mich zunehmend mehr dafür, wie eine *innere Bedürfnisabhängigkeit bzw. -unabhängigkeit reguliert wird*. Ich verfolgte mein Interesse aus einem ganz bestimmten Blickwinkel. Ich stellte Zufriedenheit in den Mittelpunkt, weil mir meine Methode ermöglichte, Zufriedenheit von innen her zu wecken. Aus diesem Blickwinkel betrachtet ist *ein Mensch von allem abhängig, was er zu seiner Zufriedenheit braucht*. Mit dieser naheliegenden Erkenntnis ausgerüstet, konnte ich meinen jeweiligen Patienten in der Gewissheit begegnen, dass ich mich für ihre Zufriedenheit stark machen werde. Guten Mutes gingen meine Patienten und ich an die Aufgabe, die Tiefen und Untiefen der eigenen Zufriedenheit kennenzulernen. Was ist also zu tun, um Zufriedenheit und Vitalität zu sichern?

Grundbedürfnisse

Mein Interesse an psychischer Gesundheit legt das Augenmerk insbesondere auf den Zusammenhang von Zufriedenheit und Vitalität. Im Rahmen einer bindungsenergetischen Psychotherapie sind deshalb insbesondere die Auswirkungen von Bedürfnissen auf die Vitalität im Fokus. Ich interpretiere Bedürfnisse (wie auch alle anderen psychischen Elemente) in Bezug auf ihre Sicherheit. Bindung beschreibt das Streben nach Sicherheit. Diese Erkenntnis aus der Bindungsforschung habe ich auf die inneren Vorgänge ausgeweitet. Entsprechend gelange ich zu einem *Bindungsverständnis von inneren Vorgängen.*[22] Ein solcher Ansatz ist die Grundlage dafür, nach den Vorgängen Ausschau zu halten, welche die Vitalität sichern. Gibt es möglicherweise sogar spezielle, vitalitäts*erzeugende* Bedürfnisse? Ohne Frage besteht jedenfalls die Notwendigkeit, Vitalität sicherzustellen, um psychisch und körperlich gesund zu bleiben. Die Bedürfnisse, die sich an die Vitalität der Patientin oder des Patienten binden, definiere ich als *Grundbedürfnisse.* Sie sind genau dann sichergestellt, wenn ihre Stillung Zufriedenheit hervorbringt. Ich definiere diese Art der Zufriedenheit entsprechend als *Grundzufriedenheit.* Wenn ich diesem Gedankengang folge, komme ich zu dem Schluss, dass Grundzufriedenheit, Grundbedürfnisse und Vitalität eine Einheit bilden. Weitere Gedankengänge bauen darauf auf. Grundbedürfnisse haben die Gemeinsamkeit, dass sie *vitalisierend* sind. Sie spenden Energie. Vitalität ist wiederum Grundlage der eigenen Aktivität. Deshalb führt ihre Mangelversorgung dazu, dass die *Quelle der eigenen Vitalität selbst* betroffen ist und die Grundaktivität leidet. **Grundaktivität**

---

22 Klassischerweise wird die Bindungsforschung in ihren Resultaten tiefenpsychologisch interpretiert; siehe dazu auch Bowlby, J. (1958, 1965 und 2001).

definiere ich wiederum als die aus der Vitalität kommende und sie gleichzeitig begründende Eigenaktivität.

Zugegeben: Die letzten Sätze liegen mir selbst erst einmal schwer im Magen und eine differenziertere Betrachtung ist dringend nötig, sonst wird sich keine wohlige Zufriedenheit im geistigen Bereich einstellen.

In der bindungsenergetischen Therapie sorgen die Methoden und das bindungsorientierte Verständnis dafür, dass ureigene Beweggründe von anderen Beweggründen unterschieden werden können. Im Wesentlichen können drei Beweggründe differenziert werden:

Die erste Art von Bindungsbedürfnissen[23] betrifft alle Bedürfnisse, die *sicherheitsmotiviert* sind. Das Bindungsbedürfnis selbst ist bekanntlich ein Sicherungsbedürfnis.

Beispiele für solche Bedürfnisse sind das Bedürfnis nach Anerkennung, nach Bestätigung oder nach Unterstützung bis hin zu jeglicher Art sozialer Absicherung von Teilnahme und Anteilnahme am Zusammenleben. Weil ich mich für den Zusammenhang von Bindung und Vitalität interessiere, habe ich mir die „Brille der psychischen Gesundheit" auf die Nase gesetzt. Ich betrachte erneut alle Arten von Bindungssicherungsvorgängen und ein folgenschwerer Tatbestand kann sich diesem Blick nicht mehr entziehen. Bindungssicherungsbedürfnisse[24] haben die Gemeinsamkeit, dass sie auf das Wohlwollen (und damit auch auf die Zufriedenheit anderer) angewiesen sind und dass sie einen Aufwand nach sich ziehen, der Energie *kostet*.

---

23 Zum Begriff „Bindungsbedürfnis" siehe das Glossar.
24 Zum Begriff „Bindungssicherungsbedürfnis" siehe das Glossar.

Die zweite Art von Bindungsbedürfnissen sind die Bedürfnisse, die den Patienten *krank* machen können. Unter der Bezeichnung „*krankheitserzeugende Bedürfnisse*" habe ich die Bedürfnisse zusammengefasst, die Vitalität stören und zerstören. Sie führen nicht zur Grundzufriedenheit und beschränken die Fähigkeit zum Zufrieden-Sein. Rachsucht und Anerkennungssucht wären zwei offensichtliche Beispiele. Im Grunde kann allerdings jedes emotionale Grundbedürfnis eine Dominanz entwickeln, die andere vitalitätssichernde Grundbedürfnisse dauerhaft unterbindet und dadurch zu Krankheiten führt.

Die dritte Art von Bindungsbedürfnissen sind die **selbstsichernden Bindungsbedürfnisse.** Sie sind in der authentischen Persönlichkeit des Patienten verankert und verlangen nach sicherer sozialer Einbindung. Sie erfüllen die Person und *spenden* Energie. Ihnen gilt deshalb das Hauptaugenmerk. Sie besitzen das Potenzial, zu einer Grundzufriedenheit zu finden, die durch die Sicherstellung der eigenen Vitalität gekennzeichnet ist. Auch für sie gilt das Gleiche wie für die Grundzuversicht. Die Grundzufriedenheit bildet ein Fundament für die psychische Gesundheit und erlaubt es, sich den Unzufriedenheit erzeugenden Lebensbedingungen zu widersetzen, nicht nachzulassen, bis die Grundzufriedenheit erreicht ist, ohne den sozial anerkannten Zufriedenheitsangeboten zu erliegen.

Auf dem Weg zu Zufriedenheit und Vitalität wartet also die Aufgabe, den Aufwand, der durch die Sicherheitsbedürfnisse entsteht, möglichst zu minimieren. Dadurch kommt es zu einer Entlastung für die Vitalität. Noch entscheidender ist die Aufgabe, Bedürfnisse zu stoppen, die zu einer Krankheit führen können. Entscheidend dafür ist, wieder zur Grundzufriedenheit zu gelangen. Gelingen wird dieses Vorhaben dann, wenn man wieder zur Grundzufriedenheit zurückfindet. Sie bringt das Grundgefühl „Ich habe im

Grunde alles, was ich brauche!", das unter dem Begriff „Zufriedenheit" besser bekannt ist. Sie entzieht Sicherheitsbedürfnissen die Notwendigkeit und vitalitätsstörenden Prozessen den Beweggrund.

5 Jetzt ist es an der Zeit, die Vorgehensweise zu klären, um sich an der gestellten Aufgabe nicht zu „verschlucken".

Grundzufriedenheit als therapeutisches Mittel

Das Vorgehen ist äquivalent zur Vorgehensweise bei der Grundzuversicht. Die Erfahrungen von Eigenschaften und Grundgefühlen werden durch die gemeinsame Bindung und durch Bindungsaktivitäten vertieft. Ich betrachte die in der Herzbehandlung auftretenden Grundgefühle weiter mit der „Brille der psychischen Gesundheit" und stelle sie auf die Beobachtung der Zufriedenheit scharf. Der Ausgangspunkt nimmt Konturen an und lässt sich ebenso scharf formulieren:

In der bindungsenergetischen Therapie ist Zufriedenheit nicht nur ein unerlässliches Ziel auf dem Weg zu einem gesunden Innenleben. Die Zufriedenheit ist in der bindungsenergetischen Therapie auch ein therapeutisches *Mittel*.

Als Anschauungsbeispiel verwende ich das Grundgefühl der Herzensruhe. Ich prüfe sie auf ihren „Vitaleffekt". Ihre vertiefende Wahrnehmung hat offensichtlich eine vitalisierende Wirkung. Die Stabilisierung der Grundruhe[25] ist in diesem Fall, in dem die Ruhe

---

25 Sie wird als „Grundruhe" bezeichnet, weil sie ein Persönlichkeitsanteil und ein Energie spendender Faktor ist, der für das Erleben von Zufriedenheit unerlässlich ist. Sie wird oft als „Temperament" beschrieben; siehe auch Seligmann, M. (2012). Der Zusammenhang von Temperament und Grundzufriedenheit ist auch von theoretischem Interesse und wird in Band 6 dieser siebenbändigen Reihe wieder aufgegriffen.

vitale Folgen hat, für die körperliche und psychische Gesundheit unverzichtbar. Hier ist Zufriedenheit generell an innere Ruhe gebunden. Sie ist eine innere Bedingung für Zufriedenheit. Kommt die Patientin nicht zur Ruhe, dann wird sie sich keinesfalls dauerhaft zufrieden fühlen. Ich nenne diese Zufriedenheit *Grundzufriedenheit*[26], weil sie in der Persönlichkeit begründet ist und nicht von äußeren Einflüssen erzeugt wird. Sie ist ebenfalls eine Eigenschaft! Die Erfahrung von Grundzufriedenheit wird damit zum maßgeblichen *Inhalt* der Therapie und nicht nur zu einem Therapie*ziel*. Die Kunst besteht darin, sich die Grundruhe (oder jede andere Form der Grundzufriedenheit) zu bewahren.

Meine therapeutische Absicht besteht darin, Zufriedenheit körperlich als Wohlgefühl erfahrbar zu machen. Nachdem ich die motivierenden Grundgefühle in ihren Auswirkungen auf die psychische Gesundheit untersuchte, konnte ich – ausgerüstet mit meiner „Brille der psychischen Gesundheit" – einzelne „Herzzustände" gezielter einordnen. Dadurch wurden nicht nur zuversichtliche Grundzustände erkennbar. Ich fand ebenso Grundzustände, die Zufriedenheit individuell zum Ausdruck bringen.
Ich fand wieder persönlichkeitsbedingte Eigenschaften, *die von Zufriedenheitserleben begleitet waren*. Die gerade erwähnte Grundruhe ist nicht nur eine Eigenschaft der betreffenden Patientin. Sie repräsentiert auch die *Fähigkeit* zur Zufriedenheit und ist *außerdem* ein persönlichkeitsbedingtes Grundbedürfnis. Die Entfaltung aller Aspekte dieser Vitalität sicherstellenden Grundeigenschaft gilt es, im Auge zu behalten: die Entfaltung im Fühlen, Denken und Handeln genauso wie das Anwachsen der Vitalität und die Fähigkeit zur Erholung. Das Anwachsen von Vitalität gibt sich dadurch zu erkennen, dass die Entfaltung der Grundeigenschaft ein-

---

26 Näheres siehe im Glossar.

deutig Energie[27] spendet und zur Erholung beiträgt. Meine „Brille der psychischen Gesundheit" ist immer noch auf scharf gestellt und mir fällt auf, dass diese Eigenschaft eine Doppelrolle spielt. Die Patientin, die ich hier im Blick habe, ist *authentisch, wenn sie in ihrer Ruhe ist und gleichzeitig das Bedürfnis nach Ruhe hat.*

Dieses Ergebnis meiner Beobachtung stellt mich zwar einerseits zufrieden, doch andererseits wird die „Mahlzeit", die ich mir da sinnbildlich vorbereitet habe, nicht kleiner. Ich begnügte mich erst einmal damit, solche persönlichkeitsbedingten Grundbedürfnisse zu vergleichen. Manche Patienten erlebten nicht gekanntes Selbstvertrauen und schöpften aus dieser emotionalen Verfassung Zufriedenheit. Manche erlebten Neugier oder Intelligenz oder Leidenschaft als Quelle von Zufriedenheit. In anderen Fällen, in denen die Behandlung ebenfalls vorhandene Leidenschaft oder Intelligenz oder Neugier ausgeprägt hatte, weckte sie erstaunlicherweise *keine* Zufriedenheit. An diesem Punkt angelangt, blieb mir nichts anderes übrig, als herauszufinden, worin denn nun der Unterschied bestand.

Weshalb führt beispielsweise das Grundgefühl der Eigenständigkeit, das „sich eigenständig fühlen", in einem Fall zu Zufriedenheit und im anderen Fall nicht?

Meine „Zufriedenheits-Spezialbrille" verfolgt die Auswirkungen. Ich richtete meine Aufmerksamkeit auf die Beobachtung der Eigenständigkeit bei einem anderen Patienten. Seine Eigenständigkeit entfaltete Zufriedenheit. Sie beinhaltete die Fähigkeit zur Zufriedenheit und sie sorgte für ein Grundgefühl von Leichtigkeit.

---

27 Die Energieform, die im Zusammenhang mit Herz und Gesundheit diskutiert wird, gibt häufig Anlass zur weltanschaulichen Diskussion. An dieser Stelle ist lediglich der subjektive Tatbestand angesprochen, dass die Patientin sich gut erholt zeigt und in der Behandlung subjektiv eine gesteigerte Vitalität zu erkennen ist.

Im ersten Fall hatte ich Herzensruhe als Grundeigenschaft identifiziert und bei Zufriedenheit wurde die Patientin auch ruhig. Im zweiten und aktuellen Fall beobachtete ich, dass die Zufriedenheit sich an Eigenständigkeit und Leichtigkeit band. Sie waren einfacher auseinanderzuhalten. Die Eigenständigkeit war eine Grundeigenschaft der Persönlichkeit des Patienten und die Leichtigkeit ein zufriedener Ausdruck seiner Vitalität. Der im Grunde seines Herzens *eigenständige* Patient erlangt nur durch seine *Eigenständigkeit* Zufriedenheit und die Leichtigkeit im Erleben zeugte von der erfolgreichen Umsetzung der Eigenständigkeit. Ein solcher Patient kann auch nur in einer Umgebung zufrieden sein, die ihm genug Eigenständigkeit lässt. Genug heißt hier: so viel Eigenständigkeit, dass er Zufriedenheit körperlich erlebt. Seine Ziele und sein Denken, sein Handeln und sein Fühlen sind von Eigenständigkeit geprägt. Zufriedenheit wurde zur Eigenständigkeit. Meine Schlussfolgerung ist daher so richtungsweisend, wie es der Natur von Grundzufriedenheit entspricht:

Er kann nicht ohne Eigenständigkeit zufrieden sein, weil er sonst nicht er selbst ist! Eine Schlussfolgerung, die ich wagen kann, weil die Authentizität, die durch seine Eigenständigkeit sichtbar wird, nachdrücklich ist. Eigenständigkeit ist hier eine Authentizität sichernde Grundeigenschaft und deshalb ein unverzichtbares Grundbedürfnis.

Ein solcher Patient gerät genau dann in gesundheitsgefährdende Bedürfnisnot, wenn soziale Sicherheitsbedürfnisse seine Eigenständigkeit unterbinden. In einem solchen Fall kann es sein, dass der betreffende Patient sich an ein Bedürfnis nach Loyalität oder nach Treue gebunden sieht, sodass die Eigenständigkeit dauerhaft unter einem inneren Konflikt leidet oder gar ganz unterbunden wird. In diesem Fall ist ein grundlegender Vitalitätsverlust unvermeidlich.

Der Gedankengang führt in der Konsequenz, vom Standpunkt psychischer Gesundheit aus betrachtet, zu folgender Aussage: **Jeder Mensch hat eine Grundeigenschaft, die als innere emotionale Quelle von Zufriedenheit fungiert. Sie enthält selbst ein elementares Grundbedürfnis und sichert die Authentizität.**[28] Auch diese Aussage ist von großem Gehalt. Allerdings schmeckt mir die geistige „Kalorienbombe" vorzüglich. Für die bessere Verdauung – um weiter in der Sprache von Zufriedenheit und Bedürfnisstillung zu sprechen – rekapituliere ich das Wesentliche und stelle es grafisch dar.

In der Abbildung auf Seite 207 ist die Eigenständigkeit die Eigenschaft, die Grundzufriedenheit spendet. Eigenständigkeit ist in diesem Fall auch ein unverzichtbares Grundbedürfnis, weil das Bedürfnis nach Eigenständigkeit die Basis für Vitalität legt. Der Mensch braucht und liebt[29] seine Eigenständigkeit. Er hätte auch seine Freiheit oder seine Originalität (o. Ä.) lieben und brauchen können. Für das bindungsenergetische Vorgehen ist es unverzichtbar, die individuelle *Variation* des vitalitätsspendenden Grundbedürfnisses genau zu benennen. Ein solcher Mensch besitzt die Fähigkeit, auch anderen ihre Eigenständigkeit zu lassen. Er ist ganz er selbst, wenn er eigenständig agiert.

---

28 Interessanterweise ist Zufriedenheit in keiner mir bekannten Therapieform ein tragender theoretischer Begriff oder ein ausdrücklicher Teil der Interventionsformen. Ich habe Zufriedenheit innerhalb des hier vorgestellten gesundheitsorientierten Psychotherapieansatzes zu einer tragenden Säule aufgebaut, sowohl für das therapeutische Verständnis als auch für die gewählten Interventionsweisen. Daraus ergeben sich neue und umfangreiche Rückschlüsse zum Thema „Eigenliebe und Narzissmus", Näheres siehe auch Johnson, S. (2000) und Kohut, H. (1976).

29 Der Zusammenhang zur Eigenliebe wird hier angedeutet. Er ist so bedeutend und weitreichend, dass ich ihm eine eigene Abhandlung im 6. Band dieser siebenbändigen Reihe zu den Grundlagen der bindungsenergetischen Therapie gewidmet habe.

Ein Mangel an Eigenständigkeit wurde deshalb als Mangel an Grundzufriedenheit sichtbar. Ohne Eigenständigkeit, einem authentischen Grundbaustein der Eigenmotivation, leidet die gesunde Motivation. Mein Blick war so gebannt auf das Zusammenspiel von Eigenschaft und Zufriedenheit gerichtet, dass mir erst viel später in den Sinn kam, dass er durch sein Eigenständigkeitsbedürfnis immer *selbst aktiv* wurde. Diese Erkenntnis hat mich völlig verblüfft. Sie besagt schließlich, dass *Grundzufriedenheit, Eigenaktivität und Authentisch-Sein eine Einheit bilden!* Bevor ich zur weiteren Klärung der Rolle von Eigenaktivität komme, stelle ich diese Einheit in der folgenden Abbildung grafisch dar.

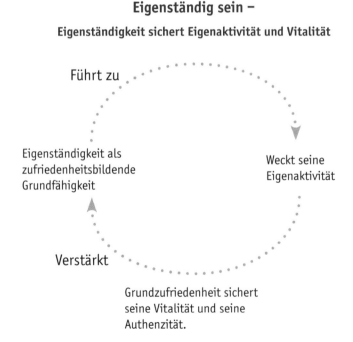

Eigenständig sein –

Eigenständigkeit sichert Eigenaktivität und Vitalität

Führt zu

Eigenständigkeit als zufriedenheitsbildende Grundfähigkeit

Weckt seine Eigenaktivität

Verstärkt

Grundzufriedenheit sichert seine Vitalität und seine Authenzität.

Eigenaktivität

Als Ausgangspunkt für weitere Überlegungen halte ich noch einmal folgende zentrale Aussage fest:
Psychische Gesundheit braucht Grundzufriedenheit!
Ich beobachtete, dass ihr Ausbleiben dazu führt, dass Bindungssicherungsverhalten[30] aktiviert wird, um sich Zufriedenheit zu sichern. Meine Aufmerksamkeit gehörte nun ganz der *Eigenaktivität*. Sie wird tatsächlich durch die vitalitätssichernde Grundeigenschaft aktiviert. Ich fragte mich, was das Eigentümliche und Spezielle an Eigenaktivität sein könnte.

Ich stelle weiter fest, dass Gesundheit und Grundmotivation wieder als *einheitlicher* Prozess zutage treten. Ein Beispiel aus meiner Praxis verschafft mir Klarheit:

Eine *freiheitsliebende* Patientin erzählte, dass sie dringend Ausgleich brauche, um dauerhaft aktiv zu bleiben. Ich erinnerte mich, dass sie immer dann in besonders guter Verfassung war, wenn sie sich ausgeglichen fühlte. Mein Interesse war geweckt. Meine Aufmerksamkeit richtete sich von der vitalitätssichernden Freiheitsliebe auf ihre *Ausgeglichenheit*. Ich kannte Ausgeglichenheit als eines ihrer grundlegenden Grundgefühle bzw. einen ihrer Herzzustände. Sie merkte, dass Ausgeglichenheit ihr *Energie zur Verfügung stellt*. Darüber hinaus stellte sie fest, dass bei ihr Energiemangel zusammen mit Unausgeglichenheit auftrat, was sie dann mit Essen kompensierte. Das Essen kräftigte sie aber nicht wirklich. Sie erholte sich bei ruhiger Bewegung (Schwimmen und Spazierengehen), weil dies ihre Ausgeglichenheit förderte. Bewegung war ihr aber, aufgrund ihrer Prägung, nur unter dem Leistungsgesichtspunkt gestattet. Für Leistungssport fehlten ihr inzwischen aber Zeit, Kraft und Motivation. Eine Umstellung und damit eine

---

30 Zum Begriff „Bindungssicherungsverhalten" siehe auch das Glossar.

Veränderung ihrer Grundzufriedenheit war therapeutisch gesehen erforderlich. Die Leistungsansprüche störten inzwischen ihre Erholung. Sie kam völlig aus dem Gleichgewicht, wenn sie längerfristig unausgeglichen war und sie *belastete* ihren Organismus mit zu vielem Essen. *Eine Umstellung in der Grundzufriedenheit ist aber nur durch Veränderungen im Zufriedenheitserleben möglich.* Bisher war ihre Bewegungszufriedenheit leistungsabhängig und ihre Erholung an das Essen gebunden. Ich hatte mir Aufklärung über die Eigenaktivität gewünscht und hatte plötzlich mehrere Fragen: Welche Eigenaktivität geht aus ihrer Ausgeglichenheit hervor? Wenn Bewegung ihre Eigenaktivität sein sollte, wie wirkt sich diese Tätigkeit auf ihre Vitalität aus? Sie konnte nur zutreffend sein, wenn sie tatsächlich Zufriedenheit ermöglicht und darüber hinaus Energie spendet.

Viele Fragen, deren Beantwortung Gewissenhaftigkeit und auch Zeit benötigen, um mir über die Auswirkungen und Zusammenhänge Klarheit zu verschaffen, Zeit, um andere Fälle heranzuziehen, Zeit, damit sich die Flut an Informationen setzen kann. In der Sprache der Zufriedenheit ausgedrückt: Zeit zur „Verdauung". Meine Zeit erlaubt mir, die Fakten erneut zu prüfen.

Für die zitierte Patientin hieß Zufriedenheit: Stillstand. Sie war nicht ausgeglichen, sondern zumeist cholerisch. Zumindest in ihren Augen war Zufriedenheit nur möglich, wenn sich etwas bewegte. Mit ausreichend Distanz konnte ich herausarbeiten, dass ihre vom Vater erworbene Eigenschaft, *cholerisch zu sein,* ihre Grundeigenschaft, *frei zu sein,* nicht einfach nur unterband. Viel schwerwiegender war der Umstand, dass sie außerdem verhinderte, Ausgeglichenheit und damit Zufriedenheit körperlich zu erleben. Ohne Ausgeglichenheit fand sie keine Zufriedenheit und keine Erholung. Der Mangel an Ausgeglichenheit sorgte erst für ihre *Reizbarkeit.*

Diese war die Grundlage für ihre cholerische Ader und die sich daran bindenden Wutausbrüche.

In der Folge wurde meiner Patientin klar, wie unerlässlich es für sie ist, sich zu *bewegen* ist – aber sie tat es nicht. Ich begriff weiter, dass es nicht nur unersetzlich für sie ist, dass sie ausgeglichen bleibt, sondern dass sie das unbedingt braucht, um sich zu erholen. Erst erholt konnte sie die Kraft für mehr Bewegung gewinnen. Es blieb die spannende Frage: Wird sie sich diese Freiheit nehmen und für den Bewegungsausgleich sorgen?

Ein wenig schwindelig (aufgrund der Vielfalt an neuen Informationen) stellte ich fest, dass Bewegung eine aktive Form der Erholung darstellt, weil ausreichendes Bewegen sie in den Zustand des *ausgeglichenen Seins* versetzt. Bewegen ist hier umfassend zu verstehen: geistig bewegen, emotional bewegen und körperlich bewegen!

Zwei Schlussfolgerungen drängten sich auf:
Eigenaktivität sichert aktive Erholung.
Und Eigenaktivität sichert die Existenz. Sie ist damit die Grundlage für die zentrale Lebensaktivität.
Es lässt sich nämlich immer etwas bewegen und im Leben bewegt sich auch immer etwas. Ist diese Tätigkeit so ausgeprägt, dann spricht der Volksmund vom „Bewegungsmenschen". Er kann oder muss sich im Prinzip „immer bewegen".

Schon wieder besteht die Gefahr, sich an der Fülle der Zusammenhänge zu „verschlucken". „Lieber noch einmal alles langsam und im Detail durchgehen!", denke ich mir.

Bewegung ist ihr Grundbetätigungsbedürfnis, weil ihr Bewegung Energie gibt. Diese Aussage hält der praktischen Prüfung stand. In der Ausgeglichenheit erholt sie sich und durch Bewegung kommt sie zur Ausgeglichenheit? – Ohne Frage!

Und andersherum: Ist sie nur zufrieden, wenn sich etwas bewegt oder sie etwas bewegt? Gewiss!

Der Kreislauf zur Behandlung ihrer Grundzufriedenheit nimmt Gestalt an. Sie ist im Grunde zufrieden, wenn sich etwas bewegt und sie etwas bewegen kann. Sie muss sich die Freiheit nehmen, sich so viel zu bewegen, wie sie möchte. Und sie braucht ihre Ausgeglichenheit als Voraussetzung für Eigenaktivität.

Eindeutig: *Diese Frau braucht ihre Freiheit und ihre Ausgeglichenheit. Ihr Freiheitsbedürfnis und ihre Ausgeglichenheit halten sie im* **inneren Gleichgewicht.**

In der folgenden Abbildung ist dieser Behandlungskreislauf grafisch dargestellt:

Behandlungszusammenhang von Freiheitsliebe, Ausgeglichenheit und Grundzufriedenheit

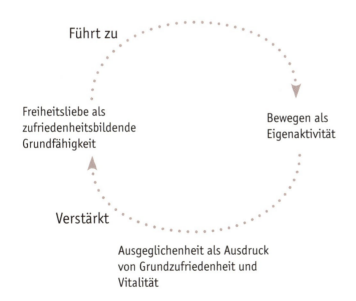

Führt zu

Freiheitsliebe als zufriedenheitsbildende Grundfähigkeit

Bewegen als Eigenaktivität

Verstärkt

Ausgeglichenheit als Ausdruck von Grundzufriedenheit und Vitalität

Ein einzelner Fall reichte zur Beurteilung selbstverständlich nicht aus. Ich musste andere Fälle heranziehen und sie mit den Erfahrungen meiner Kolleginnen und Kollegen abgleichen. Im Resultat stellte ich fest, dass sich immer auf diese Weise eine Eigenaktivität feststellen lässt. Sie wird umgangssprachlich oft als „Menschen"-Typ beschrieben. Etwa so: Der ist ein Genussmensch, dieser ist ein Arbeitsmensch und jener ist ein Verstandesmensch. Ein weiteres Beispiel ist deshalb in folgender Abbildung dargestellt:

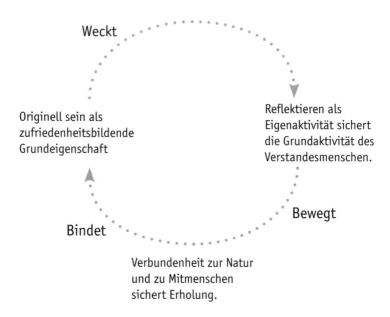

Die Grundzufriedenheit eines Verstandesmenschen

Weckt

Originell sein als zufriedenheitsbildende Grundeigenschaft

Reflektieren als Eigenaktivität sichert die Grundaktivität des Verstandesmenschen.

Bindet

Bewegt

Verbundenheit zur Natur und zu Mitmenschen sichert Erholung.

Für die psychische Gesundheit und das Wohlbefinden leistet die Grundzufriedenheit einen erheblichen Anteil. Sie ist in der oberen Abbildung am Beispiel einer überaus *originellen* Person dargestellt. Sie kann als *Verstandesmensch* beschrieben werden. *Das Reflektieren hält sie eigenaktiv und ihr Reflexionsbedürfnis ist vitalisierend.*

In ihrer tiefen *Verbundenheit zu Mensch und Natur* findet sie *Erholung* und *Regeneration*. Wenn sich Zufriedenheit einstellt, dann ist ein guter Zeitpunkt gekommen, um „es gut sein zu lassen" und um aufzuhören. Ich für meinen Teil bin an diesem Punkt mit der Feststellung angelangt, dass Zufriedenheit bindend wird, wenn die Eigenaktivität zur Regenaration führt und Patientin oder Patient auf dieser Grundlage *ganz sie selbst sein* können. Authentizität, Eigenaktivität und ein gesunder Grundzustand, der von Vitalität zeugt, sind somit unverzichtbare Bestandteile von psychischer Gesundheit. Die folgende Abbildung stellt den Zusammenhang noch einmal grafisch dar. Einen solchen Kreislauf wieder und wieder zur Zufriedenheit zu durchlaufen, gewöhnt den Patienten an seine zufriedenen Grundzustände (Ausgeglichenheit, Ruhe, Leichtigkeit etc.) und macht ihm die Unverzichtbarkeit seiner Eigenaktivität deutlich. Mit der Grundzufriedenheit ist ein zweiter Bestandteil von gesunder Motivation gesichert.

Grundzufriedenheit sicherstellen

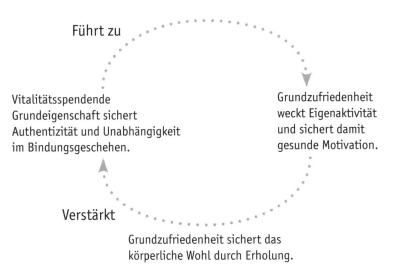

Führt zu

Vitalitätsspendende
Grundeigenschaft sichert
Authentizität und Unabhängigkeit
im Bindungsgeschehen.

Grundzufriedenheit
weckt Eigenaktivität
und sichert damit
gesunde Motivation.

Verstärkt

Grundzufriedenheit sichert das
körperliche Wohl durch Erholung.

6. Kapitel

Bei klarem Verstand sein

Einige Überlegungen und Beobachtungen

Eigentlich bin ich an einem wunderbaren Punkt angelangt. Die Eigenaktivität sichert die Zufriedenheit und der Patient bekommt ein sich vertiefendes „gutes" Gefühl dafür. Er wird sich zunehmend klarer darüber, in welcher Verfassung er ist, wenn er ausreichend bewegt und – salopp gesagt – „gut drauf" ist. Die Eigeninitiative sichert die Perspektive, daher kann der Patient zuversichtlich in die Zukunft schauen. Die therapeutische Erfahrung lehrte mich allerdings, dass Grundzuversicht und Grundzufriedenheit wieder verloren gehen können. Mir wäre es verständlicherweise lieber gewesen, wenn sie in Stein gemeißelt wären – und bis in alle Ewigkeit blieben. Grundzufriedenheit und Grundzuversicht könnten und sollten jede Patientin und jeden Patienten durchs Leben tragen. Festigkeit ist gefragt. Festigkeit passt zu emotionaler Bindung. Sie repräsentiert Sicherheit und Orientierung. Diese Festigkeit nahm nun Besitz von meinem Denken und ich begann, mich umzuschauen. Was ist nötig, um die beiden Perlen der psychischen Gesundheit in eine unerschütterliche Form zu gießen? Meine ersten Überlegungen ergaben, dass Vertrauen und Kontrolle Verlässlichkeit hervorbringen.

Prüft eine Patientin, die auf Wissen grundvertraut, ihr Wissen ständig, dann entsteht eine feste Form emotionaler Sicherheit. Das Wissen wird als verlässlich erlebt. Die Beobachtungen einer solchen Kontrolle weisen zweifelsfrei darauf hin, dass die Patientin auf diese Weise ins Reflektieren kommt. Die Eigenreflexion, die aus Reflexionsaktivität sowie aus Wissenskontrolle entspringt, ist wiederum durch ein Erleben von kognitiver Sicherheit gekennzeichnet. *Die Sicherheit des kognitiven Erlebens ist besser bekannt unter dem Begriff* **Klarheit.**

Andere Beobachtungen bestätigen diesen Vorgang. Der Patient, der sowohl in seine eigene Erfahrung als auch in Erfahrung generell vertraut, erlebt durch Erfahrungskontrolle eine Verlässlichkeit. Genauso die lernkontrollierte Patientin, die ihre Lernfortschritte ständig prüft und dadurch ebenfalls eine Verlässlichkeit erlebt. Andere Arten der Reflexion führen zwar auch zu einer größeren Sicherheit. Im Vordergrund steht dabei allerdings oft eine Reflexionsunlust, ein Kontrollzwang oder auch eine trügerische Verlässlichkeit, die die Eigenreflexion außer Kraft setzt. In jedem Fall leidet die Klarheit. Da ist es nicht weiter verwunderlich, dass wirkliche Eigenkontrolle zu motivierenden Gefühlen führt, während in den anderen Fällen Überkontrolle oder Kontrollverlust droht. Die **Eigenreflexion** ist maßgeblich an diesem Prozess beteiligt. Die Orientierung an psychischen Abläufen und psychischen Elementen, die entweder *eigen-* oder *notgeprägt* sind, ist typisch und fordert die therapeutische Klarheit. Die bindungsenergetische Therapieentwicklung kann nun zur langen Liste von Begriffen, die das „*Eigen*" in den Vordergrund stellen, einen weiteren Begriff hinzufügen. Ich musste die *Eigen*reflexion in die Überlegungen zur Festigkeit von *Eigen*aktivität und *Eigen*initiative hinzuziehen, wenn ich eine Festigkeit in der Grundzufriedenheit und Grundzuversicht erreichen wollte. Neue Fragen waren unvermeidbar. Im Zusammenhang mit der Festigkeit drängten sich mir zwei Fragen auf:

Woraus besteht die Eigenreflexion und was wird durch sie gefestigt?
Ist die Eigenreflexion gesunde Reflexion und ist gesunde Reflexion durch einen Gewinn an eigener Klarheit erkennbar?

Ich rekapituliere meine Beobachtungen und Überlegungen: Patientinnen und Patienten, *die in ihrer Eigeninitiative und Eigenaktivität sicher sind, haben einen eigenen Kopf und zweifeln nicht an ihrem Verstand. Sie sind sich ihrer Sache insgesamt sicher.* Diese Beobachtung ermunterte mich, Überlegungen anzustellen, die auf bereits verlässlicher Grundlage fußen.

Ich setzte an der Klarheit an, weil ich immer noch die „Brille der psychischen Gesundheit trage" und in dieser Weise nach Klarheit strebe. Dabei stelle ich fest: Klarheit ist gekennzeichnet durch eine Sicherheit im kognitiven Bereich. Sie weckt Neugier und Interesse. Die therapeutische Erfahrung bestätigt offensichtlich, dass Klarheit notwendig ist, um sich geistig gesund zu fühlen. Unklarheit und Wohlgefühl schließen sich dauerhaft aus.

Ist sich ein Patient gedanklich nicht sicher, dann folgt daraus eine spezielle Unsicherheit, die üblicherweise als Unklarheit bezeichnet wird – eine kognitive Form der Unsicherheit, die dazu führt, dass der Betreffende sich nicht ausreichend im Bilde fühlt. Ihm fehlt ein eigenes und damit sicheres Verständnis. Mit dem Herzen lassen sich – wie beschrieben – bewegende Gefühle initiieren, die motivierend sind und die Persönlichkeit des Betreffenden zur Grundlage haben.

Zwei weiterführende Überlegungen zur Eigenaktivität und zu den bindenden Elementen sind mir wesentlich: Bindende Prozesse sorgen schließlich für eine Festigkeit und Eigenaktivität ist der Motor, der innere Abläufe festigt. Die Herzbewegung bzw. die *Eigenaktivität* ruft die Eigeninitiative im Kopf auf. Die grundlegende Frage nach den bindenden Elementen greift an dieser Stelle. Welche kognitiven Elemente setzen die motivierenden Gefühle fort?

Weitere Beoachtungen müssen darüber Aufschluss geben. Ich beobachtete die Vorgänge im Einzelnen. Typische Beispiele fallen mir sofort ins Auge. Die geistige Bewegung kann durch Ideen geleitet oder von Vorstellungen oder Gedanken inspiriert sein. Patienten haben Meinungen oder Theorien im Kopf oder Pläne oder Träume. Ich fing an, die unterschiedlichen *kognitiven Elemente*[31] für sich zu betrachten und sie nicht nur inhaltlich zu verstehen. Ich schaute also darauf, was passiert, wenn ein Patient *Bilder* im Kopf hat, und verglich es damit, was geschieht, wenn er *Gedanken* hat oder *Ideen* verfolgt. Dafür war es nötig, von dem jeweiligen Inhalt zu abstrahieren. Alle kognitiven Elemente sind inhaltliche Träger. Die Vorstellungen haben Inhalt, die Ideen haben Inhalt und Gedanken haben ebenfalls einen Inhalt. Ich interessierte mich allerdings zuerst dafür, welche dieser inhaltlichen *Träger* zum Wohlergehen beitragen und welche Träger das Wohlergehen beeinträchtigen oder stören. Ich fragte mich:

Wie sind jeweils die Auswirkungen der Eigenreflexion auf die innere Karheit, wenn ein Patient eigene Gedanken im Kopf hat, Ideen ausbrütet oder Bilder verfolgt?

Die Überlegungen liegen auf der generellen Linie der bindungsenergetischen Therapieentwicklung, eigene, anlagebedingte Elemente von geprägten Elementen zu unterscheiden.

Wie kann ich entsprechend generell die Linie weiterverfolgen, anlagebedingte, eigene, kognitive Elemente zu stärken und auszudifferenzieren – und zwar so lange, bis die geprägten Elemente wieder als fremde Elemente erkannt werden können? Als fremde Elemente, die störenden Einfluss ausüben, können sie innerlich identifiziert werden. Erst jetzt entsteht die Eigenmotivation, sich

---

31 Zum Begriff „kognitive Elemente" siehe auch den Begriff „psychische Elemente" im Glossar.

von diesen Störelementen zu lösen, selbst wenn sie eine vermeintliche Sicherheit bieten. Der Ausgangspunkt war klar.

Der riesigen Anzahl kognitiver Elemente steht eine geringe Anzahl an tatsächlichen kognitiven Elementen, die zur Anwendung kommen, gegenüber.

Ich kehrte noch einmal zu meinen Ausgangsüberlegungen zurück, die sich auf emotionale Bindung beziehen. Ich wollte mir noch ein weiteres Mal die Bedeutung emotionaler Bindung vergegenwärtigen. Sie liegt in *ihrer biologischen und psychosozialen Notwendigkeit* begründet. Der emotionale Schutz und die ausreichende Fürsorge von Bindungspersonen ermöglichen es dem Menschen, sicher in eine psychosoziale Welt hineinzuwachsen. Die emotionale Bindung ist auch biologisch nötig, weil der Mensch ein Gehirn hat, das durch seine Offenheit und sein Entwicklungspotenzial emotionale Bindung braucht, um seine *Ausreifung* erfolgreich bewerkstelligen zu können. Dieser prägende Einfluss, der durch die sichere emotionale „Bindung" in die Gehirnentwicklung Einzug hält, ist hochkomplex und die entsprechenden Vorgänge werden mit dem Begriff Bindung bezeichnet. *Bindung beschreibt folglich den Prozess, in dem das menschliche Gehirn geprägt und in den es einbezogen wird.* Da die Bindungspersonen in sozialen, kulturellen und familiären Traditionen stehen, wird der kognitive Einfluss daran sichtbar, dass prägende Gedanken (und die damit verknüpften Kenntnisse und Erfahrungen) in das Denken der nächsten Generation Einzug halten. Soziale Kreise werden so in den Köpfen verankert. Bindung sorgt also dafür, die *Weiterführung von überliefertem Gedankengut* zu gewährleisten. Diese Art der Erfahrungsweitergabe ist wesentlich für das Verständnis, das der Mensch von sich selbst und von der Welt erlangt.

Das so weitergetragene Gedankengut bietet einen Orientierungsrahmen, an den sich ein Mensch halten kann. Wenn er selbst nicht ausreichend orientiert ist, kann er sich das überlieferte Gedankengut zum Ausgangspunkt für weitere Überlegungen nehmen. Auf diesem Weg wird unweigerlich Wissen weitergegeben – ein Wissen, das wiederum emotionale Bindung in Form von Unterstützung und Anleitung benötigt. Bindung sorgt dafür, dass die Welt nicht in jeder Generation neu erfunden werden muss. Vielmehr wird der „Staffelstab" des Wissens von einer Generation zur nächsten weitergegeben. Auf dieser sicheren Basis kann sich das eigene Denken über den bisher gewährten Horizont hinausbewegen, um selbst wieder einen erweiterten Erfahrungshorizont zu hinterlassen, der dann wiederum an die nächste Generation weitergereicht wird. Emotionale Bindung ermöglicht auf diesem Wege, sich sicher in relevante Traditionen eingebunden zu fühlen, und bietet eine Verständnisbasis, auf die man bauen kann und die es auszubauen gilt. Im positiven Fall haben Menschen in bestimmten Traditionen und im dazugehörigen Gedankengut eine geistige Heimat gefunden.

Das Gefühl, mit einem Anteil der geistigen Errungenschaften seiner Zeit verbunden zu sein, lässt sich als „tief vertraut und sicher" – also als eine Geborgenheit – beschreiben.

Der Mensch fühlt sich folglich mit seinem Denkvermögen auf diesem Gebiet so sicher, dass er – von da ausgehend – prinzipiell alle Themen erfassen kann, die seine Neugier wecken. Auf diese Weise lernt er weitere soziale Themen und geistige Errungenschaften kennen, die in seinem Lebensumfeld den Ton angeben. Hat ein Mensch sich in diesen Themen ausreichend verwurzelt, dann hat er sein psychosoziales Umfeld im Kopf verankert – ein verinnerlichtes Umfeld, das ein geistiges Zuhause und einen sozialen Rahmen bietet, in dem ein Mensch sich gut auskennt.

Ich stelle die These auf, dass eine erfolgreiche geistige Verwurzelung daran zu erkennen ist, dass in Bezug auf existenziell benötigtes Gedankengut **Klarheit** besteht.

Ist ein Mensch selbstsicher aus diesem Prozess hervorgegangen, dann ist das eigene Denkvermögen folglich durch Klarheit und Eigenheit der Anschauung gekennzeichnet. Die Verlässlichkeit des erworbenen Wissens ist vorhanden und schafft eine stabile Grundlage, die Sicherheit und Halt gibt. Es existiert das Vertrauen, selbst zu verstehen, was in der Welt geschieht. Die Sicherheit des eigenen Urteilsvermögens wird nicht bezweifelt.

Mit Sinn

Die therapeutische Realität sieht oftmals anders aus. Patienten berichten, dass sie sich verstandesmäßig überfordert fühlen, und sind deshalb innerlich von aufsteigender Panik bedroht. Oder sie haben Gedanken, die verwirrend erscheinen. Auch höre ich häufig Aussagen im Sinne von: „Ich kann keinen klaren Gedanken fassen."

Ebenso ist das Festhalten an scheinbar sicherem Gedankengut, in dem blinden Vertrauen darauf, dass dieses Gedankengut schon ausreichend zutreffend sein wird, zu beobachten. Die Selbstsicherheit im Denken beschränkt sich darauf, Sicherheit durch Bestätigung zu erlangen. Dafür wird an Überlegungen festgehalten, *weil sie bekannt und vertraut sind.* Oder neue Gedanken werden verfolgt, *weil sie neu und scheinbar weiterführend sind.*

Dieses Streben nach Sicherheit bestätigt nur die Sicherheit des bisherigen Rahmens. Der eigene Horizont wird ständig tiefer eingegraben. Lernen im Sinne einer Horizonterweiterung findet auf diesem Gebiet nicht statt.

Die bindungsenergetische Therapie möchte den negativen Einfluss von prägenden Erfahrungen auch auf diesem Gebiet beheben, um Klarheit und damit geistiges Wohlergehen zu ermöglichen. Aus diesem Grund musste ich mir überlegen, wie sich prägende Erfahrungen auf die geistige Verwurzelung auswirken. Ich schaute mir also intensiver an, welche „kognitiven Träger" jemand im Kopf hat. Ich konnte erkennen, mit welchem Wissensgebiet der jeweilige Patient vertraut ist und ob er sich ausreichend sicher damit fühlt. Außerdem wurde deutlich, wo das eigene Interesse liegt. Bedeutsamer ist jedoch die Klärung der Form des Denkens, die den eigenen Verstand prägt. Salopp gefragt: Mit welchen psychischen Elementen jonglieren Patienten, wenn sie ihr Denkvermögen abrufen?

Durch mein Herangehen konnte ich beobachten, dass manche Patienten von Bildern überflutet wurden, die sie nicht loslassen und die sich emotional negativ auf sie auswirken. Diese Bilder waren also nicht dafür geeignet, sich ein klares Bild zu verschaffen. Andere hingegen konnten sehr klar denken, wenn sie sich ein eigenes Bild machten.

Im ersten Fall führt das Bilderdenken – anders als im zweiten – nicht zu Klarheit und Verständnis. Manche Klienten können sich erinnern und diese Erinnerungen führen sie in die Vergangenheit und in emotionale Zustände aus bindungsunsicheren Kindheitserfahrungen. Andere Klienten haben einen besonders klaren Blick und damit eine Stärkung der eigenen Erkenntnisfähigkeit (können also ihre Geisteskraft stärken), wenn sie sich erinnern.

Manche Patienten denken immer an ihre Pflichten und vernachlässigen ihre eigenen Pläne. Andere halten an fremden Konzepten fest, obwohl sie Ideen hatten, aus denen sie eigene Konzepte hätten entwickeln können.

Ist ein Denken erst einmal so geprägt, dass Elemente im Kopf fest verankert sind, die dem ureigenen Denk- und Reflexionsvermögen widersprechen, dann reichen klärende Gespräche und verbesserte Informationslagen nicht mehr aus!

Wie kann ich also die eigenen Reflexionselemente so unterstützen, dass sich die festgehaltenen Reflexionsweisen lockern und lösen?

Das eigene Verständnis soll so sicher sein, dass die Selbstsicherheit in Bezug auf das eigene Gedankengut und das entsprechende Reflexionsvermögen nicht infrage steht. Als Hindernis auf diesem Weg stellt sich mir folgendes Problem: Das Denken kann auf bestimmte Denkelemente geprägt sein, sodass ein eigenes Denkvermögen nur schwer zu erkennen ist. Zur Klärung halfen mir weitere Analysen. Ich beobachtete, dass eine Patientin *fürsorglich* denkt und dabei *Bedürfnisse* im Sinn hat. Aufgrund der Arbeit mit Begabungen, die den Eigensinn und den eigenen Zugang zum Gemeinwohl eröffneten, war mir ihr Sinn schon vertraut.[32] Ihr Sinn für Bedürfnisse rückte den kognitiven Anteil an der Sinneswahrnehmung in den Vordergrund. Sie hatte einen Sinn für die eigenen Bedürfnisse und wenn sie diese in die Tat umsetzte, dann wurde sie ganz Genussmensch. Genauso viel Sinn machte es ihr, wenn sie erkannte, was eine Situation erforderte oder was andere Menschen brauchten. Gegen Bedürfnisse zu verstoßen, machte ihr keinen Sinn. Ein Leben ohne Genuss war ihr nicht lebenswert.

Ich folgerte daraus: Bedürfnisse waren ein unverzichtbarer Bestandteil ihres eigenen Denkens. Sie wurden zum Zwecke des Genusses umgesetzt. Aus der Gesundheitsperspektive konnte ich darüber hinaus feststellen, dass ihr Genuss und ihre Bedürfnisse durch gedankliche Klarheit und sichere Orientierung gekennzeichnet gewesen sind. Zwei grundlegende Charakteristika eines gesunden Geisteszustandes nahmen Gestalt an: Ein gesunder Geisteszustand besticht durch sichere Orientierung. Eigenorientierung ist sichere Orientierung (in unserem Beispiel die Genussorientierung). Das kognitive Element, das für eine sichere Eigenorientierung notwendig ist, muss zwingend Bestandteil des eigenen Denkens sein, ansonsten geht die Klarheit des Denkens verloren.

---

32 Siehe dazu die Erläuterungen in Kapitel „Eigensinn schärfen", S. 74.

Ich sah mich an dieser Stelle gezwungen, die kognitiven Elemente in zwei Gruppen einzuteilen: solche, die zur Eigenaktivität in der Wahrnehmung führen, und solche, die zur Eigenaktivität im Denken gehören. Beim Genuss war diese Patientin ebenso „sinnesaktiv" wie beim Bedürfnismangel. Ihr Blick wurde geschärft für alles, was sie brauchte, was es brauchte und was jemand brauchte. Sie hatte als kognitive Elemente die Bedürfnisse im Blick. Diese Aktivität festigte und schärfte ihre Bedürfniskontrolle. Auf diesem Weg wurde ihr Grundvertrauen in ihre Bedürfniserkennungsbegabung gefestigt. „Das ist gut für ihre Grundzuversicht", dachte ich mir. Auf diesem Weg wurde aus Vertrauen Verlässlichkeit. Mein Wunsch nach Festigung der Grundzuversicht ist im Bereich der Sinne erfüllt. Diesem kognitiven Träger, der als Ausdruck ihrer Veranlagung sie erst zu einem Genussmenschen typisierte, wurde aber auch im Sinne der Zufriedenheit Rechnung getragen. Der „Bedürfnisblick" eröffnete schließlich auch Genussperspektiven und war damit der Garant dafür, dass ihre Grundzufriedenheit, die von ihrer Genussfähigkeit abhing, ebenfalls gefestigt und gesichert wurde.

Mit Erleichterung konnte ich konstatieren, dass dieser Prozess um den kognitiven Sinnesträger dazu führte, dass Grundzuversicht und Grundzufriedenheit im Bereich der Wahrnehmung bindend wurden.

Da ich das ganze Schauspiel auch noch aus dem Blickwinkel der psychischen Gesundheit betrachtete, konnte ich über diesen Prozess nur noch staunen. Grundzuversicht und Grundzufriedenheit führten in der aktiven Wahrnehmung zu einer Festigung, die durch eigene Klarheit sichtbar wurde. Umwerfend! Vergleiche waren auch hier unumgänglich. Das Resultat blieb das gleiche:
Ein kognitiver Grundträger bindet in seiner Umsetzung Grundzufriedenheit und Grundzuversicht.

In unserem Beispiel: Die Tätigkeit des Genießens sorgt auf der Grundlage der Wahrnehmung von Bedürfnissen dafür, dass diese Patientin als Genussmensch erfolgreich ist.[33] Der kognitive Grundträger und die sich an ihn bindende Tätigkeit sorgten ebenfalls dafür, dass ein ganz bestimmtes Element der Realität zunehmend leichter zu erkennen ist. Die Erkenntnisfähigkeit stellt sich in den Dienst der Zukunftssicherung und der existenziellen Bedürfnisbefriedigung, die ich als Grundzuversicht und Grundzufriedenheit beschrieben habe.

Ich rekapituliere:
Es lassen sich psychische Elemente finden, die dazu führen, dass sich eigene Perspektiven öffnen. Ich war auf der Suche nach den festen Elementen, die sichere Bindung innerlich abbilden, fündig geworden.

Ich konnte nun unterscheiden, ob ein Familiensinn an Noterfahrungen gebunden ist oder einen Menschen zu erkennen gibt, der sich in der Familie „grundwohl" fühlt. Dies ist dann eine Persönlichkeit, dessen Lebenssinn der Sorge um die Familie gilt – ein sogenannter Familienmensch. Ich konnte dies einerseits an den Auswirkungen auf die Grundzuversicht und die Grundzufriedenheit ablesen; andererseits wurde ich dann bestätigt, wenn sich der Betreffende in der Familie „grundwohl" fühlte. Das Beispiel lässt sich auf jeden ausgeprägten anderen Sinn übertragen. Vom Gerechtigkeitssinn bis zum Sinn für Kunst und Ästhetik, vom Sinn für die Natur bis hin zu einem ausgeprägten Geschmackssinn. Meine vergleichenden Beobachtungen führten mich zu einer Verallgemeinerung:

---

33 Auf diese Weise sorgen Grundzuversicht, Grundzufriedenheit und Klarheit in der Eigenreflexion dafür, dass der im Band 1 „Das erfolgreiche Streben nach Sicherheit", Munzel, M. (2011), beschriebene Spurwechsel therapeutisch auch realisiert werden kann.

Das Gemeinsame aller Eigensinn bedingten kognitiven Träger besteht darin, dass sie den Sinn für das Wesentliche schärfen. Auch wenn klar ist, dass für jeden Menschen etwas Ureigenes, Anlagebedingtes wesentlich ist und dass sich dieses Wesentliche natürlich von dem unterscheiden kann, was die Mitmenschen für wesentlich erachten.

6 Meine „Brille der psychischen Gesundheit" trug mir persönlich als wesentlich auf, alles zu verstärken und zu unterstützen, was im Sinne der Grundzuversicht wie auch der Grundzufriedenheit sinnvoll erscheint und am Ende durch Sinnesklarheit bestechen sollte. Abschließend stelle ich noch einmal fest: *Im Zuge dieser Entwicklung wird aus Grundvertrauen Verlässlichkeit. Die sinnliche Klarheit sorgt dafür, dass Grundzuversicht und Grundzufriedenheit im Bereich der Wahrnehmung bindend werden.*

Die Klarheit der Sinneswahrnehmung wird durch kognitive Elemente geprägt. Sie festigen einen bestimmten Sinn. Die Suche nach Klarheit im Bereich der Sinneswahrnehmung lässt sich im Prinzip auf alle sinnlichen Prozesse anwenden. Für den psychotherapeutischen Sektor ist diese Auffassung im Zusammenhang mit gestörten Sinnen relevant, wenn der natürliche Eigensinn dermaßen beeinträchtigt oder so dominiert wird, dass es zu dauerhaften Störungen in der Klarheit sinnlicher Erkenntnis kommt.

Mit Verstand

Das Gesamtbild begann sich wie ein Puzzle zusammenzusetzen. Im Zusammenhang mit der Grundzuversicht waren mir bereits bestimmte kognitive Elemente begegnet. Ich überlegte, dass die Zuversicht eröffnenden kognitiven Elemente sich an Selbstsicherheit binden. Damit sind sogleich zwei Grundbedingungen für sichere Bindung erfüllt. Wenn ein Patient beispielsweise im Grunde weiß, „dass es immer eine Lösung gibt" und dass diese *Lösungen* auf seiner eigenen Intelligenz gründen, dann sind Lösungen ein psychisches Element, das in seinem eigenen Denken unverzichtbar ist. Lösungen geben ihm Orientierungssicherheit und sie involvieren ihn selbst in den Denkprozess. Auf der Basis von Intelligenz und eigenen Lösungen denkt er eigenständig und entwickelt eigene Gedanken in Form von Lösungen. Ich wusste schon, dass Lösungen diesem Patienten Selbstsicherheit geben. Ich hatte inzwischen nur – um im Bild zu bleiben – meine „Brille für psychische Gesundheit" „verstellt". Ich wollte nun scharf erkennen, welche inneren Vorgänge zur Entwicklung der eigenen Klarheit beitragen.

Eine nächste Frage kann und möchte ich mir wie auch dem Leser nicht ersparen, denn schließlich führt sie zu einem lohnenswerten Ziel: einem Verständnis des klaren Verstandes. Die Frage lautet: *Gibt es eine individuell variierende Form der Grundklarheit, die im Zusammenhang mit dem eigenen Denken bindend wird?*

In dieser Frage steckt eine sinnvolle Überlegung. Sie geht von der Vermutung aus, dass es ebenso eine anlagebedingte kognitive Klarheit gibt, wie es bereits bei Zuversicht und Zufriedenheit der Fall war.

Auf dem Weg zur Beantwortung dieser Fragen konnte und musste ich auf Beobachtungen in der praktischen therapeutischen Tätigkeit zurückgreifen. Sie stellte mir ohnehin die Aufgabe, das ureigene Denkvermögen der Patienten anzusprechen und von verinnerlichten fremden Denkweisen zu differenzieren.

Verständnis und Klarheit erhielt ich in Gestalt einer „hoffnungsvollen Erzieherin" – hoffnungsvoll aus doppeltem Anlass. Erstens ist sie noch keine Erzieherin; sie strebt diesen Beruf nur an, hofft auf ihn. Und zweitens ist sie ein hoffnungsvoller Mensch. Ein emotionaler Tatbestand, der sich erst viel später herausstellte, weil sie sich zu diesem Zeitpunkt noch nicht zutraute, diese Ausbildung erfolgreich abzuschließen.

Ich treffe sie und unweigerlich stellt sich eine emotionale Verbindung her. Dafür braucht es nur Sekundenbruchteile. Ein emotionaler Ausdruck braucht keine Worte. Ein Wimpernschlag genügt, um einer Ernüchterung in der Stimme gewahr zu werden. Im gleichen Zeitraum erfasst mich eine Niedergeschlagenheit. Vernachlässigung liegt in ihrem Ausdruck und abgekämpft setzt sie sich auf den Stuhl vor mir. Emotionale Prozesse können sehr schnell sein und der therapeutische Blick, der für emotionale Bindung geschult wurde, versucht, Klarheit zu gewinnen. Der erste Eindruck repräsentiert nicht ihr emotionales Herz. Lasse ich mich von dort bewegen, dann registriert mein Mitgefühl erstmalig ein bisschen von der Hoffnung, die sie in sich trägt. Ich bin nicht ganz sicher und doch meine ich, eine Leidenschaft zu erkennen – vielleicht ein Fingerzeig für die Zukunft.

Ich möchte bekanntlich eine emotionale Bindung aufbauen, die vom Herzen getragen ist. Dadurch rückt das Hoffnungsvolle ihrer Person in den Vordergrund. Ihre Hoffnung lässt den Mut nicht sinken, auch wenn der Trübsinn in ihren Augen eine andere Sprache spricht. An ihrem Trübsinn bleibe ich haften. Schließlich ist Trübsinn eine Form der Unklarheit, die sich als Unwohlsein identifizieren lässt.

Sie beginnt zu erzählen. Ich höre, wie sie davon berichtet, dass sie als Kind in einer vielköpfigen Familie mit ihrer Mutter lebte. Es gab viel Gewalt auf der Straße und die wechselnden Väter ihrer Geschwister zeugten nicht gerade vom ruhigen Familienglück. Wie ich später erfahre, hat sie als erwachsene Frau einen ausgeprägten Familiensinn entwickelt. Dieser Eigensinn ist auf dem Hintergrund ihrer Kindheitsgeschichte verständlich. Er könnte aber auch anlagebedingt sein. Ich höre, sehe und spüre, was sie tief prägte.

Dies alles überblickend frage ich mich, welche Lehren sie aus den prägenden Erfahrungen gezogen hat. Kann ich erkennen, welche *Leitgedanken* ihre heutige Orientierung charakterisieren? Kann ich unterscheiden, welche Gedanken auf ihre Noterfahrungen zurückzuführen sind, welche durch ihre Hoffnung und womöglich durch eine verborgene Leidenschaft geweckt werden? Die Anwendung der Herzmethode verlangt, möglichst umfassend zu registrieren, was mich im Gespräch innerlich bewegt und was dadurch im Kopf geweckt wird. Hoffnung und Leidenschaft könnten in diesem Fall erste Indizien für die emotionale Seite ihrer authentischen, ureigenen Persönlichkeit sein.

Ich möchte bindungsschwächende von bindungsaufbauenden Einflüssen unterscheiden. Wo fühlt sie sich sicher? Welche Gedanken und welche Orientierung sind ihr vertraut und bekannt? Lege ich Selbstsicherheit und Selbstunsicherheit als Bewertungsmaßstab zugrunde, dann stelle ich fest, dass sie mit Gewalt und sozialem Elend beinahe selbstbewusst umgeht. Wut und Gewalt sind ihr nicht fremd. Sie weiß, wovon sie spricht.

Anders ist es, wenn sie darauf zu sprechen kommt, welche Bücher sie gerade liest. Hier richtet sie sich ganz nach den Gedanken der Autoren. Ihr Blick ist fragend und ihr Ton sucht nach Bestätigung. Später erfahre ich, dass es zu Hause nie Platz und Zeit gab, wenn es um Schule und Bildung ging. Sie lernte früh, dass sie nicht „zu diesen Leuten" gehört. Welche geistige Haltung wird hier sichtbar? Ich lerne sie kennen und ihre Mentalität als „Straßenkämpferin" wird mir vertraut. Ich bin weiter wachsam, denn ich möchte immer noch die Klarheit bindenden kognitiven Elemente finden. Sie hat *Vorstellungen* und sie weiß, sie durchzusetzen. Sie kann kämpfen. Als Überlebenskämpferin ist sie sicher. Ich versuche zu begreifen, was für sie *ganz klar* ist. Zwei psychische Elemente fallen sofort ins Auge. „Sich durchsetzen müssen" ist für sie ganz klar und ihre Vorstellungen sind ganz deutlich. Regt sich ihr Herz, dann ist *nicht* die Mentalität der Aussage „nur der Stärkere setzt sich durch" zu beobachten. *Wissen* weckt ihr Interesse. Ihre Haltung ist von Verständnis geprägt. Diese verständnisvolle Haltung gerät in Konflikt mit den Kämpfervorstellungen, an denen sie sich fest orientiert. Wissen macht ihr Sinn – und auch Kampf. Im Kampf ist sie verständnissicher und im Wissen ist sie verständnisunsicher. Dennoch weckt ihr Wissen ihre Interessen. Interessen sind ein Motivator ihres Denkens und ein fester Bestandteil ihrer Sinneswahrnehmung. Das Interesse richtet sich insbesondere auf die Entwicklung von Kindern. Das pädagogische Interesse wird durch ihre Kämpfervorstellungen, die sie geprägt haben und die noch heute ihre geistige Haltung dominieren, geschwächt. Zwei Welten stehen sich in ihrem Grundverständnis gegenüber: hier die Kämpferwelt und dort die Welt des Wissens. Ich kann zwei Träger erkennen, die in ihrem Denken Platz einnehmen. Auf der einen Seite sind es feste Vorstellungen, die sich an das Kämpfen binden, und zum anderen sind es ihre Interessen, die sich an ihr Wissen binden. Ich möchte Notprägungen ändern, die bereits innerlich feste Elemente geworden sind. Deshalb ist es zentral, dass die *Vorstellungen,* die ihr zwar vertraut sind (und die in der Überlebensorientierung ihrer Mutter ein mentales Vorbild hatten), durch die Verfolgung eigener *Interessen* ersetzbar werden. Ihre *Vorstellungen* rufen andere Erinnerungen und andere Emotionen auf, als es ihre *Interessen* tun.

Es ist Zeit, innezuhalten. Ich beobachte für einen Moment nur die Klarheit bringenden kognitiven Elemente. Ich erkenne Interessen und ich erkenne Vorstellungen. Ich begreife sie als zwei unterschiedliche Träger von Klarheit. Im Grunde kann ich bis zu diesem Punkt nichts Neues erkennen.

Interessen sind ein kognitiver Bestandteil ihrer anlagebedingten Zufriedenheit und binden sich an das Wissen. Wenn sie sich interessiert, dann ist sie wissensaktiv. Wissen macht sie „grundzufrieden".

Wenn die Therapie es schafft, das Zufriedenheitserleben zu nutzen, dann kann Wissen zu ihrem neuen Lebensschwerpunkt werden. Aufkommende motivierende Gefühle können sie immer tiefer auf die Spur ihrer Interessen und zu einer wachsenden inneren Klarheit führen. Dadurch ist eine innere Trennung vom Schwerpunkt (*Durchsetzung im Kampf*), der bisher ihr Leben prägte, umsetzbar, weil Klarheit eine solche Trennung ermöglicht. Ich selbst war an dieser Stelle allerdings weder klar noch zufrieden, schließlich war es meine Absicht, die Grundklarheit zu finden (falls sie existierte!), um zur Festigkeit von Grundzufriedenheit und Grundzuversicht beitragen zu können. Weitere Überlegungen waren gefordert und neue Beobachtungen wären hilfreich. Ich hielt noch differenzierter nach den kognitiven Bestandteilen eines zur Klarheit führenden Denkens Ausschau. Statt in meinen Überlegungen fortzufahren, versuchte ich, Abstand zu gewinnen. Eine längere Betrachtung eröffnet häufig eine andere Perspektive.

Ich untersuchte wieder Interesse und Wissen der Erzieherin. Wodurch gewinnt sie an Klarheit? Durchsetzung sichert nur, dass sie nicht erneut die Ohnmacht erfährt, der sie als Kind ausgesetzt war. Vorstellungen sorgen zwar für eine Orientierung. Sie gewinnt durch sie aber nicht an Klarheit.

Ich überlegte, dass auch die Vorstellungen einen anlagebedingten „Gegenspieler" besitzen müssen. Ich achtete verschärft auf ein solches Element. Schließlich wurde ich fündig. Peinlicherweise war mir entfallen, auf das kognitive Element der Grundzuversicht zu achten. Sie hatte die Selbstsicherheit, immer *eine Antwort* zu finden. Selbstverständlich sollten ihre eigenen Antworten und die Suche nach Antwort ein fester Bestandteil ihrer Grundorientierung sein und einen ebenso festen Platz in ihrem Denken erhalten. Tröstlich war an diesem Punkt, dass meine Suche nach einer Festigkeit sich ebenfalls klärte. Die Festigkeit wurde logischerweise durch die kontinuierliche *Betätigung* des Antwortens und des Suchens nach Antworten erzeugt. Wenn sie selbst Antworten formulierte, wurde ihr Verstand erkennbar. Sie wurde selbst klar und teilte sich klar mit. Nun konnte ich erkennen, wie *klug* sie im Grunde war. Ich versuchte, die Früchte meiner Geduld aufzusammeln. Die Erzieherin hatte einen *klugen Verstand.* Sie gewann Klarheit durch das Zusammenspiel von Interessen und eigenen Antworten. Interessen und Antworten trugen zu einer Festigkeit bei, wenn sie nach interessebedingten Antworten aktiv suchte und eigene Antworten formulierte. Ihr Wissen wurde so verfestigt und verlässlich. Ich spürte, dass ich auf meiner Suche der Grundklarheit sehr nahe gekommen war.

Mit Sinn und Verstand

Ich hatte es bei der „hoffnungsvollen Erzieherin" mit einem klugen Verstand zu tun. Es gab auch andere Patienten mit einem klugen Verstand, deren kluger Verstand setzte sich allerdings aus anderen kognitiven Elementen zusammen. Ich hatte und habe auch Patientinnen und Patienten, die einen scharfen Verstand haben, manche auch einen brillanten und andere einen vernünftigen. Ich war wieder auf vertrautem Boden. Die Entfaltung der kognitiven Grundeigenschaft entsprach wieder genau der bindungsenergetischen Grundausrichtung und konnte durch das Verständnis von „Binden, Wecken, Bewegen" methodisch direkt angesprochen werden. Für den Patienten hatte sich ein Klarheit bringender Gradmesser gefunden, der ein immer sicheres Gefühl dafür lieferte, wann der eigene Verstand aktiv war oder aussetzte. Die Erzieherin konnte sich jetzt problemlos fragen, ob das, was sie tat oder sagte, klug war oder nicht. Recht schnell gewann sie in Sachen Klugheit eine Klarheit. Die Unterscheidung klug oder nicht klug war für sie ebenso einfach wie gewinnbringend.

Dieses Prinzip war leicht auf andere Fälle übertragbar. Die kognitive Grundeigenschaft aktivierte wiederum die kognitiven Elemente, die Grundzufriedenheit und Grundzuversicht festigen, wenn sie kontinuierlich durch eine entsprechende Verstandestätigkeit aktiv wurden. **Vergleichende Beobachtungen schlossen den Kreis und gaben eine Antwort auf meine anfangs gestellte Frage. Es gibt eine Grundklarheit.** Der eigene Verstand, der sich allmählich als sichere und erweiterbare Instanz erleben ließ, wurde durch eine individuelle Art der Klarheit erkennbar. Er war glasklar (wie bei dieser Erzieherin) oder kristallklar oder sonnenklar. Alles nur Variationen von Klarheit und dennoch von therapeutischem Wert, weil sich für den jeweiligen Patienten klärt, wann er selbst klar ist und was „klar genug" für ihn persönlich bedeutet.

Am Ende steht wiederum ein Behandlungskreislauf, der bis zur Festigung durchlaufen werden kann und sichert, dass ein Patient bei klarem Verstand ist und bleibt.

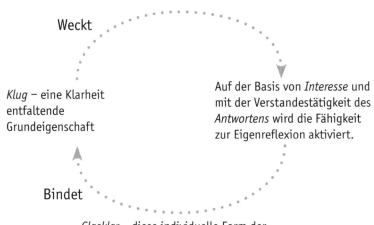

Bei klarem Verstand sein

Weckt

Klug – eine Klarheit entfaltende Grundeigenschaft

Auf der Basis von *Interesse* und mit der Verstandestätigkeit des *Antwortens* wird die Fähigkeit zur Eigenreflexion aktiviert.

Bindet

Glasklar – diese individuelle Form der Grundklarheit prägt das kognitive Erleben.

Mit der therapeutischen Handhabung von Sinn und Verstand ist ein weiterer unerlässlicher Baustein der psychischen Gesundheit gefunden. Der klare Verstand bindet die kognitiven Elemente von Grundzuversicht und Grundzufriedenheit durch eine Verstandestätigkeit und eine eigene Sinnestätigkeit. Sinn und Verstand bilden die beiden Grundelemente von Eigenreflexion. Beispiele für Sinn und Verstand lieferte die bindungsenergetische Praxis vielfach: mit Genuss und auf Wissen basierenden Antworten, mit Familie und auf Verständnis basierendem Reflektieren, mit Arbeit und durch Intelligenz begründete Auffassungen, auf Liebe und Logik fußende Zusammenhänge. Alle Beispiele haben die Gemeinsamkeit, dass sie einen Zugang zu einer umfassenden kognitiven Sicherheit bieten, die dann weiteren kognitiven Elementen Zugang gewährt.

Ein verallgemeinertes Behandlungsschema hält die Ausführungen zum klaren Verstand grafisch fest:

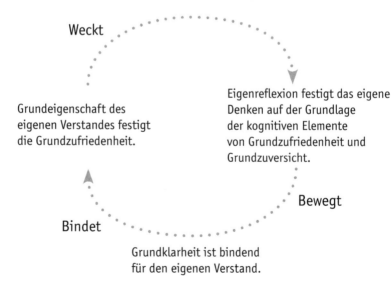

Bei klarem Verstand sein

Weckt

Grundeigenschaft des
eigenen Verstandes festigt
die Grundzufriedenheit.

Eigenreflexion festigt das eigene
Denken auf der Grundlage
der kognitiven Elemente
von Grundzufriedenheit und
Grundzuversicht.

Bewegt

Bindet

Grundklarheit ist bindend
für den eigenen Verstand.

7. Kapitel

Gesunde Motivation

Unvermittelt stand ich wieder am Ausgangspunkt meiner Überlegungen: Wovon hängt eine gesunde Motivation ab, die stabiles
Wohlgefühl sichert?

Ich fasse die Entwicklung noch einmal zusammen:
Ich beobachtete, dass sich gesunde Grundgefühle sowohl mit den
Anlagen der Persönlichkeit als auch mit Eigenmotivation in Zusammenhang bringen lassen. Aufgrund dieser Beobachtung war mein
therapeutisches Interesse darauf gerichtet, psychische Gesundheit
im Allgemeinen und gesunde Motivation im Besonderen zu begreifen. Klarheit, Zufriedenheit und Zuversicht wurden zu den Grad-
messern für eine psychisch gesunde Entwicklung. Ich kam zu dem
Ergebnis, dass sich in jedem Fall eine anlagebedingte Grundzuversicht, eine Grundzufriedenheit und ein eigener klarer Verstand finden lassen. Sie sorgen für eine stabile psychische Gesundheit. Die
vertrauensbildenden Fähigkeiten kommen stabil zur Anwendung.
Die authentischen Eigenschaften, die sich an die Grundzufriedenheit binden, können sich entfalten. Der klare Verstand festigt Zuversicht und Zufriedenheit. Alle drei sichern die Eigenmotivation
und sorgen für gesunde Beweggründe. Diese Beweggründe sind
gesund, wenn sie ausreichend klar sind, sich im Rahmen der eigenen Fähigkeiten bewegen und im Einklang mit der Persönlichkeit
stehen. Ein Kreis beginnt sich zu schließen. Ich folge dem Fortschritt in den Entwicklungen neuer Einsichten und komme dann ge-
radewegs an einem bereits bekannten Punkt heraus. Soweit es mich

persönlich betrifft, sah ich mich zum wiederholten Male bestätigt, dass Entwicklungen kreisförmig verlaufen. Es fehlte nur noch ein Schritt, bis sich der Kreis schließt und eine gefestigte psychische Gesundheit gesichert ist. Patienten, die beispielsweise einen ausgeprägt klugen oder scharfen Verstand besitzen, reflektierten nicht nur klug oder scharf. Sie handeln auch so! Mit der eigenen Handlungsgrundlage schließt sich der Kreis. Die eigene Klarheit in der Reflexion setzt sich im Handeln fort. Auf welcher Motivationsbasis dieses Handeln geschieht, war mir bereits aus meinen Arbeiten zum gehirndominierenden Bindungsmuster bekannt.[34] Dort hatte ich bereits kognitive Elemente therapeutisch genutzt, die anlagebedingt Handlungsabsichten wie auch perspektivisches Denken entwickeln und diese erfolgreich und selbstsicher umsetzen. Jeder Mensch kennt solche Handlungsabsichten[35]: Pläne, Ziele, Konzepte oder Visionen. Im Sinne der Bindungsenergetik ist die entscheidende Frage, ob sie anlagebedingt entstehen und somit der eigenen kognitiven Ausreifung folgen.

Die eigenmotivierten Handlungen schließen den Kreis, weil sie wieder motivierende Grundgefühle erzeugen. Was mit motivierenden Grundgefühlen begann, endete mit einem klaren Verstand, der wieder zu einem Handeln führt, das motivierende Grundgefühle hervorruft.

Es war nun an der Zeit, zu einer abschließenden Betrachtung zum Thema „gesunde Motivation" und psychische Gesundheit zu kommen.

Unbemerkt hatten sich die Schwerpunkte der bindungsenergetischen Psychotherapie verlagert. Der Schwerpunkt lag nicht mehr

---

34 Siehe Munzel, M. (2011).
35 Der Begriff der „Handlungsabsicht" bezieht die Handlung als psychisches Element mit ein, welches aus der Vereinheitlichung der anderen Elemente erwächst.

nur auf den emotionalen Auswirkungen der emotionalen Bindung. Die therapeutische Forderung nach einer stabilen psychischen Gesundheit hatte mein Augenmerk auf die Eigeninitiative und die Eigenaktivitäten gelenkt, die aus gesunder Motivation erwachsen. Ich hatte mich inzwischen daran gewöhnt, die Psyche in ihren einzelnen Elementen zu betrachten. Die Analogie zu den chemischen Elementen liegt nahe – nur dass ich die psychischen Elemente nach psychischen Kriterien prüfe. Ich beobachte alle psychischen Elemente in ihren Auswirkungen auf Klarheit, Zufriedenheit und Zuversicht.

Mein methodischer Ansatz[36] machte es mir möglich, jedes einzelne psychische Element im Blickfeld der psychischen Gesundheit zu beleuchten. Aufgrund der methodischen Einsichten lassen sich gesunde psychische Elemente nun danach beurteilen, ob Reifung geschieht, ob die Entfaltung der Grundfähigkeiten erfolgt und ob eine Umsetzung der Grundfähigkeiten auf sicheren Handlungsfeldern zu Wachstum im Sinne der Eigenaktivität führt. Die Eckpfeiler einer gesundheitsorientierten Psychotherapie stehen nun klar und deutlich vor dem geistigen Auge des wohlwollenden Betrachters.

Die bindungsenergetische Therapie operiert mit Eigenheiten.[37] Sie sollen sich auf der Basis von sicherer emotionaler Bindung entfalten. Dabei werden kognitive Elemente zu einer Reifung gebracht, die im Resultat als Klarheit in der Sinneswahrnehmung und Orientierungssicherheit im Denken zum Ausdruck kommen. Sie bilden die Grundlage von Eigeninitiative, die eine gesunde geistige Aktivität ermöglicht. Schließlich fließen Eigenheiten und klarer Verstand in die Handlungen mit ein, die auf Eigenaktivität

---

36 Siehe auch „Binden, Wecken, Bewegen", S. 100
37 Eigenheiten sind hier definiert als anlagebedingte Eigenschaften der Persönlichkeit.

basieren. Eine gesunde Eigenaktivität wird wiederum durch körperliche Zufriedenheit ersichtlich. Eine Aufgabe für die Zukunft zeichnet sich hier bereits ab. Die psychotherapeutische Diagnostik kann durch ein Verständnis bereichert werden, das die Entwicklung von Krankheitssymptomen aus einem Mangel an Klarheit, Zufriedenheit und Zuversicht ableitet und sie in Beziehung setzt mit mangelnder kognitiver Reifung, mangelnder Persönlichkeitsentfaltung und mangelnder Bewegungszufriedenheit. Auf dem Weg zur psychischen Gesundheit werden motivierende Grundgefühle und von Gesundheit sprechende und körperlich erfahrene Grundzustände (wie etwa Leichtigkeit, Ausgeglichenheit, Ruhe etc.) den Fortschritt der Therapie markieren.

Ich bin damit am vorläufigen Ende meiner Betrachtungen angekommen. Sie bringen mich zu einer zentralen Einsicht und einer zwingenden Schlussfolgerung.

Die Einsicht:

Alle psychischen Elemente, die sich an Grundklarheit, an Grundzufriedenheit und an Grundzuversicht binden, sind anlagebedingte Elemente.

Die Schlussfolgerung:

Psychische Gesundheit schützt, festigt und sichert die anlagebedingten Elemente. Und andersherum erhält die gelungene Einbindung der anlagebedingten psychischen Elemente die Gesundheit.

Die Aufgabe der bindungsenergetischen Therapie besteht darin, aus der Not geborene Grundgefühle abzubauen: zum Beispiel Kränkbarkeit, Ängstlichkeit, Verletzbarkeit und Trägheit. Sie werden durch gesunde Grundgefühle ersetzt, beispielsweise: entschieden, entschlossen, sanftmütig, humorvoll oder ausgeglichen sein.

Die beiden folgenden Abbildung geben einen grafischen Überblick über die Elemente und das Zusammenspiel von gesunder Motivation und psychischer Gesundheit.

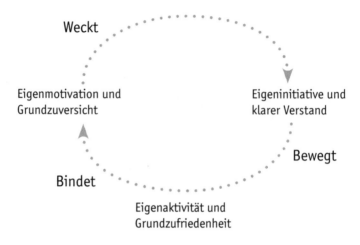

Gesunde Motivation

Weckt

Eigenmotivation und
Grundzuversicht

Eigeninitiative und
klarer Verstand

Bewegt

Bindet

Eigenaktivität und
Grundzufriedenheit

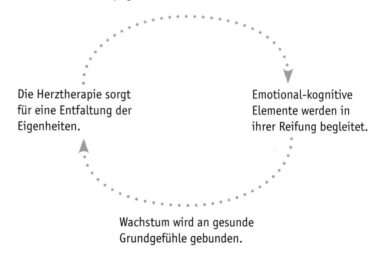

**Der bindungsenergetische Ansatz zur Festigung von
psychischer Gesundheit**

Die Herztherapie sorgt
für eine Entfaltung der
Eigenheiten.

Emotional-kognitive
Elemente werden in
ihrer Reifung begleitet.

Wachstum wird an gesunde
Grundgefühle gebunden.

Die Frage nach stabilem Wohlbefinden wird nun beantwortet. Sie beruht auf einer zufriedenstellenden Eigenaktivität und einer zuversichtlichen Eigeninitiative, die in einem klaren Verstand gebündelt werden. Der Prozess der gesunden Motivation umfasst Persönlichkeitsentfaltung, kognitive Reife und zufriedenstellende Umsetzung. Diese erzeugen und realisieren gesunde Motivation. Patientinnen oder Patienten gehen schließlich ihrer Wege, wenn motivierende Grundgefühle erfolgreich an gesunde Grundgefühle gebunden wurden. In diesem Fall sind sie stabiler Bestandteil des körperlichen Erlebens. Das Leben der Patienten ist von einer Eigenaktivität geprägt, die ihre Schwerpunkte im Einklang mit der Grundzufriedenheit setzt. Sie bewegen sich sicher im Rahmen der eigenen Klarheit und gehen zuversichtlich an die Erfüllung ihrer an sie gestellten Aufgaben. Ihre Persönlichkeit entfaltet ihre Eigenheiten und Begabungen. Sie erweitern ihren Horizont, weil sie ausreichend Eigeninitiative im Sinne geistiger Aktivität ergreifen. Am Ende stehen Klarheit im Handeln und das Grundvertrauen in die eigenen Fähigkeiten auf einem unmissverständlichen Prüfstand. Die Grundzufriedenheit lässt keinen Spielraum für Zweifel. Sind die Patientinnen und Patienten tatsächlich zufrieden, dann werden sie diese Zufriedenheit körperlich erleben. Die Herztherapie, die in ihren Methoden jeden Prozess bis zu seiner körperlichen Umsetzung verfolgt, kommt zu einem eindeutigen Resultat. Die psychische Gesundheit wird im Erleben körperlicher Zufriedenheit handfest. Die körperliche Zufriedenheit ist das Grundgefühl des Wohlseins. Dieses Wohlgefühl beginnt im Leben jedes Menschen in der Obhut seiner Mutter und findet in dem Erhalt von psychischer Gesundheit seine lebenslange Fortsetzung. Die Obhut liegt nun nicht mehr in den Händen der Mutterbindung und ihren Folgen. Das Wohl liegt in den Händen des Patienten und in seiner sozialen Eingebundenheit. Die Befähigung, selbst auf sein Wohl zu achten und das Wohlbefinden in seinen Grundfesten zu erhalten, wird im Leben häufig hart geprüft. Eine offene Frage bleibt folglich bestehen: Reichen die Fähigkeiten und Möglichkeiten, um selbst für sein Wohl zu sorgen?

Die therapeutische Zuversicht basiert in diesem Punkt auf der gewachsenen Fähigkeit, das eigene Wohl und seinen Bezug zum Allgemeinwohl zu erkennen und dementsprechend initiativ zu werden. Eine reifende Persönlichkeit ist für diesen Fall gewiss. Patientinnen und Patienten gehen – und ich schaue ihnen mit einer weiteren Gewissheit hinterher. In der Obhut klarer Köpfe, die auf ihre Begabungen vertrauen und körperliche Zufriedenheit erleben, wird das Wohl nicht leiden!

Glossar

Dieses Glossar möchte die Bedeutung der im Buch verwendeten Begriffe im therapeutischen Zusammenhang erläutern. Teilweise erforderte die therapeutische Umsetzung, den üblichen Begriffsrahmen der Bindungs-, Motivations- oder Handlungstheorie zu spezifizieren. Diese Begriffe enthalten außerdem Verweise auf ihren jeweiligen Hintergrund. Die entsprechende und vertiefende Literatur befindet sich im Literaturverzeichnis.

Bindungsfähigkeiten

Unter den Begriff „Bindungsfähigkeiten" fallen alle die emotionalen Grundfähigkeiten, die erforderlich sind, um eine emotionale Bindung dauerhaft herzustellen. Bekannte Bindungsfähigkeiten sind: Toleranz, Geduld, Gelassenheit, Einfühlungsvermögen, Feinfühligkeit und Mitgefühl. Bindungsfähigkeiten werden in der bindungsenergetischen Therapie zur Informationsgewinnung genutzt und als heilsamer Einfluss verwendet.

Zwei Bindungsfähigkeiten kommt in diesem Zusammenhang eine besondere Bedeutung zu. Die Fähigkeit, sich in einen anderen Menschen hineinversetzen zu können, ermöglicht es, bekannte kognitive Wege ins Bewusstsein zu bringen und neue kognitive Zugänge zu eröffnen.

Die Anwendung der Feinfühligkeit macht es möglich, bekannte emotionale Zugänge zu verdeutlichen und neue emotionale Zugänge zu erschließen.

Siehe auch Rogers, C (2002); Reich, W. (1989); Bauer, J. (2005); Downing, G. (1996); Ainsworth, M. D. S. (1977).

Bindungsbedürfnisse / Bindungssicherungsbedürfnisse

Den Begriff „Bindungsbedürfnis" verwende ich im Sinne derjenigen Grundbedürfnisse, die Sicherheit und Teilhabe am sozialen Leben ausdrücken und gewährleisten. Sie sind von der Eigenmotivation zu Teilnahme und Anteilnahme gekennzeichnet und durch motivierende Grundgefühle (etwa Freude, Glück, Zuneigung etc.) geprägt. Entsprechend sind Bindungssicherungsbedürfnisse solcherart, dass sie aus einem Mangel an existenzieller Sicherheit entspringen und zur existenziellen Vorsorge entwickelt werden (beispielsweise das Bedürfnis nach Schutz, das auf einem Mangel an Sicherheit gründet).

Bindungssicherheit / Bindungssicherungsverhalten

Bindungssicherndes Verhalten wird ausgelöst, wenn das Wohlbefinden in Gefahr ist. In Zeiten des Wohlbefindens schaltet sich ein Verhaltenssystem ein, das auf Neugier und Erkundung gründet. Die Bindungsforschung hat nachgewiesen, dass das Bindungssicherungsverhalten bei Bindungsunsicherheit einsetzt und sich das Erkundungsverhalten reduziert, bis die subjektiv wahrgenommene Bedrohung beseitigt ist. Der bindungsenergetische Therapieansatz möchte eine auf Wohlbefinden gründende psychische Gesundheit herstellen, die ein stabiles Explorationsverhalten ermöglicht und die Daueraktivität des Bindungssicherungsverhaltens beendet.

Siehe auch Bowlby, J. (1969, 2001, 2008); Ainsworth, M. D. S. (1977); Grossmann, K./Grossmann, K. E. (2003).

Bindungsbeziehung / Eigenbeziehung

Mit dem Begriff „Bindungsbeziehungen" werden die Beziehungen definiert, in deren Schutz und Fürsorge (gegründet auf einer emotionalen Verbundenheit) eine sichere kindliche Entwicklung gewährleistet wird. Die bindungsenergetische Therapie betont in diesem Zusammenhang die Entwicklung der Eigenbeziehung.

Als Eigenbeziehung wird die Beziehung zu sich selbst und zur Welt definiert, welche sich aus der erfolgreichen geistigen und sozialen

Einbindung der Persönlichkeitsanlagen ergibt. Sie hat langfristig eine Selbstsicherheit zur Folge, die es ermöglicht, sich von Bindungsbeziehungen zu entbinden.

Siehe auch Brisch, K. H. (1999, 2009); Seligmann, M. (2012).

Eigenmotivation / Eigenbewegung / Eigenaktivität / Eigeninitiative

Innerhalb der bindungsenergetischen Therapie wird die Eigenmotivation aus der Eigenbewegung abgeleitet. Wann bewegt sich ein Mensch innerlich und wann äußerlich? Diese Frage bildet die Ausgangsfrage, um die Eigenmotivation therapeutisch zu erschließen. Sie knüpft damit an dem Begriff der „intrinsischen Motivation", der aus der Motivationsforschung bekannt ist, an und entschlüsselt darüber hinaus die weitere Bindungsmotivation, die sich aus den Persönlichkeitsanlagen entfaltet. Die Beweggründe ergeben sich – wenn das Bindungsverständnis zugrunde gelegt wird – also einerseits aus der Persönlichkeit selbst und andererseits aus den sie steuernden Bindungswünschen.

Die Eigenbewegung lässt sich in Zuversicht erweiternde Eigeninitiative und an Zufriedenheit gebundene Eigenaktivität weiterverfolgen.

Innerhalb der bindungsenergetischen Therapie beschreibt der Begriff „Eigenmotivation" folglich jede Eigenaktivität, die zur Vertiefung der eigenen emotionalen Bindungen in Gang gesetzt wird. Er beschreibt weiterhin jede Art von Eigeninitiative, die aus Beweggründen der Horizonterweiterung und zur Horizontstabilisierung in Gang gesetzt wird. In Abgrenzung zur Eigenmotivation werden notmotiviertes und sicherheitsmotiviertes Verhalten von der Eigenmotivation unterschieden.

Siehe auch Baumeister, R. F. / Vohs, K. D. (2004); Holzkamp-Osterkamp, U. (1975, 1976); Heckenhausen, J. / Heckenhausen, H. (2006).

Emotionale Bindung

Im erweiterten Sinn sind Partnerschaften, Freundschaften, familiäre, kulturelle und nationale Zugehörigkeit etc. variierende emotionale Bindungen. Sie bieten ebenso Orientierung, Halt und Sicherheit wie die ursprünglichste aller Bindungen: die Mutterbindung. Das Hauptaugenmerk der Bindungsforschung galt jedoch vornehmlich der Mutterbindung. Hinreichend tragfähige emotionale Bindungen erlauben es, im Erwachsenenalter auf Absicherungen zu verzichten, die aus der Elternbindung hervorgegangen sind.

Im bindungsenergetischen Therapieverlauf ist emotionale Bindung die Basis der therapeutischen Beziehung und – durch die gezielte Anwendung von Bindungsfähigkeiten – auch das Instrument zur Wandlung innerpsychischer Strukturen, die aus Noterfahrungen heraus entstanden sind.

Eigenwahrnehmung/Eigensinn/Eigenregulation

Der Begriff „Eigenwahrnehmung" definiert die sichere Identifikation bzw. Wiedererkennung eigener Anlagen und Eigenschaften in Abgrenzung zu verinnerlichten psychischen Elementen. Sie spielt im therapeutischen Verlauf eine zentrale Rolle und wird über die Herzwahrnehmung systematisch angesprochen. Die Therapie bringt Patientinnen und Patienten auf der Basis ihrer Wahrnehmungsfähigkeit nahe, notgeprägte psychische Strukturen (die das bindungssichernde Verhaltenssystem aufrufen) von gelungener Bindung (und damit von auf Wohlbefinden gründendem Verhalten) sicher unterscheiden zu können.

Aus der Wahrnehmungsveranlagung erwächst eine sichere und eigene Orientierung, die als Eigensinn erkennbar wird. Für die von mir vorgeschlagene Definition von Eigensinn sind zwei Kennzeichen unerlässlich. Eigensinn fordert zum Selbstschutz auf und ist durch Eigeninitiative gekennzeichnet. Seine therapeutische Relevanz liegt in der Stabilisierung der Eigenmotivation und der Entwicklung eines eigenen Realitätssinns. Auf diesem therapeutischen Weg wächst insgesamt die Eigenregulation, weil die Nutzung und Entfaltung eigener psychischer Elemente und ihre erfolgreiche Erweiterung durch tätige Aneignung gegenüber notgeprägten Elementen zunehmen. Der

Bindungsbegriff fordert, dass jede Regulation auf seine Einbindung in ein größeres System hin geprüft wird. Eigenregulation reicht somit über die Person selbst hinaus. Aus diesem Grund wird der Begriff der „Eigenregulation" gegenüber dem traditionellen Begriff der „Selbstregulation" bevorzugt. Die bindende Wirkung (und damit die Herstellung von Konstanz und Kohärenz) lässt sich nur vollständig entschlüsseln und entfalten, wenn ein psychischer Akt – auch als eine Aktivität auf ein übergeordnetes System (Bindung) hin – erfasst wird.

Siehe auch Kernberg, O. (2006); Kohut, H. (1976); Johnson, S. (2000); Stevens, J. (1993); Papousek, M. (1999).

Grundgefühl/Grundeigenschaft/Grundbefähigung

Die Herztherapie nimmt Einfluss auf die Grundgefühle eines Menschen. Grundgefühle sind stabile Gefühlslagen. Die bindungsenergetische Therapie versucht, die Grundgefühle zu stabilisieren, welche die Grundeigenschaften (Begabungen) widerspiegeln, und die darin liegenden Fähigkeiten zur tätigen Entfaltung zu bringen. Die tätige Umsetzung sorgt wiederum für die Stabilisierung der gesunden Grundgefühle (insbesondere Zuversicht, Zufriedenheit und Klarheit). Mit dem Attribut Grund ist auch der Zusammenhang zu den Grundlagen der Persönlichkeit und zur Motivation hergestellt.

Siehe auch Holzkamp, K. (1985, 1995); Damasio, A. (2000); Goleman, D. (1996).

Grundzufriedenheit

Die Grundzufriedenheit bindet sich an die Bedürfnisse, welche die Vitalität erhalten. Grundzufriedenheit und Eigenaktivität bilden – den bindungsenergetischen Erkenntnissen folgend – eine Einheit. Sie stellen Erholung und den Zugang zu den ureigenen Bedürfnissen sicher. Die Grundzufriedenheit bindet sich somit an die Grundbedürfnisse, die erforderlich sind, um zur Zufriedenheit fähig zu bleiben.

Grundzuversicht

Die Grundzuversicht entspringt einer zukunftsweisenden, anlagebedingten Grundbefähigung. Grundzuversicht ist ein Grundgefühl, welches eine vertrauensbildende Sicht ermöglicht. Sie ist zugleich die ureigene Sicht eines Menschen. Grundvertrauen stellt insgesamt die Fähigkeit, eigene Perspektiven zu entwickeln, sowie die Entwicklung von Eigeninitiative sicher.

Obhut / Tätigkeit

Tätigkeit wird von mir als der Kern einer Handlung begriffen. Tätigkeiten haben noch allgemeinen Charakter, können auf unterschiedlichsten Handlungsfeldern zur Anwendung kommen und dort jeweils eine eigene Bedeutung gewinnen. Im hier beschriebenen psychotherapeutischen Zusammenhang sind insbesondere die Tätigkeiten relevant, die zur Zufriedenheit, zur Zuversicht, zur Klarheit und damit zum Wohlergehen beitragen. Insgesamt gewährleisten solche Tätigkeiten eine gelungene Obhut.

Unter Obhut subsumieren sich wiederum die Tätigkeiten, die das Wohlergehen, die Fürsorge und die Sicherheit konstituieren. Die Bindungsenergetik als ein therapeutischer Ansatz, der zu gelingenden Bindungsprozessen beitragen möchte, betont insbesondere die Tätigkeiten, die zur Teilnahme am natürlichen, geistigen und sozialen Leben und zur Anteilnahme an der Entwicklung der Menschheit und dem Schicksal der Mitmenschen befähigen. Diese Tätigkeiten erzeugen darüber hinaus motivierende Grundgefühle und sichern die Eigenmotivation.

Psychische Elemente

Für die Anwendung der bindungsenergetischen Therapie ist die Unterscheidung aller innerlich beteiligten Elemente (im Sinne von Trägern) notwendig, um genau entscheiden zu können, welche Elemente auf welche Weise an Entfaltung, Reifung und Wachstum beteiligt sind. Nur so kann sichergestellt werden, welche Elemente das

Wohlbefinden einschränken oder fördern. In diesem Sinne sind alle psychischen Ereignisse als Elemente bzw. als Kombination verschiedener Elemente zu beschreiben. Sie binden sich innerlich unterschiedlich und erzeugen verschiedenste Wirkungen und Entwicklungen. Der Begriff „psychische Elemente" ist für die Entwicklung einer intrapsychischen Bindungstherapie erforderlich.

Literaturverzeichnis

Ainsworth, M. D. S. (1977). *Feinfühligkeit versus Unempfindlichkeit gegenüber Signalen des Babys.* In K. E. Grossmann, Entwicklung der Lernfähigkeit in der sozialen Umwelt, S. 98–107. Kindler, München.

Aristoteles (2010). *Die Nikomachische Ethik.* Deutscher Taschenbuch Verlag, München.

Bauer, J. (2005). *Warum ich fühle, was du fühlst. Intuitive Kommunikation und das Geheimnis der Spiegelneurone.* Hoffmann und Campe Verlag, Hamburg.

Baumeister, R. F. / Vohs, K. D. (2004). *Handbook of Self-Regulation.* Guilford Press, New York City.

Baumgart, M. (1991). *Psychoanalyse und Säuglingsforschung.* Psyche 45, S. 780–809.

Bear, M. / Connors, B. W. / Paradiso, M. A. (2009). *Neurowissenschaften.* Spektrum Akademischer Verlag, Heidelberg.

Berna-Simons, L. (1982). *Säuglingsbeobachtung in der Psychoanalyse – Ein historischer Überblick.* Arbeitshefte Kinderanalyse, Heft 2. Vom Wissenschaftlichen Zentrum 2 der GH-Kassel, S. 141–181.

Berndt, C. (2013). *Resilienz. Das Geheimnis der psychischen Widerstandskraft. Was uns stark macht gegen Stress, Depressionen und Burn-out.* Deutscher Taschenbuch Verlag, München.

Birbaumer, N. / Schmidt, R. F. (2010). *Biologische Psychologie.* Springer, Heidelberg.

Boadella, D. (1973). *Wilhelm Reich: The evolution of his work.* Vision, London.

Boadella, D. (1987). *Lifestreams: An Introduction to Biosynthesis.* Routledge, London.

Bowlby, J. (1958). *Über das Wesen der Mutter-Kind-Bindung.* Psyche 13, S. 415–456.

Bowlby, J. (1969). *Attachment and loss: Vol. 1. Attachement.* Tavistock-Institute, London.

Bowlby, J. (1995). *Elternbindung und Persönlichkeitsentwicklung. Therapeutische Aspekte der Bindungstheorie.* Dexter, Heidelberg.

Bowlby, J. / Ainsworth, M. (2001). *Frühe Bindung und kindliche Entwicklung.* Ernst Reinhardt Verlag, München.

Bowlby, J. (2008). *Bindung als sichere Bindung.* Ernst Reinhardt Verlag, München.

Brazelton, B. / Cramer, B. (1991). *Die frühe Bindung. Die erste Beziehung zwischen dem Baby und seinen Eltern.* Klett-Cotta, Stuttgart.

Brisch, K. H. (1999). *Bindungsstörungen. Von der Bindungstheorie zur Therapie.* Klett-Cotta Verlag, Stuttgart.

Brisch, K. H. (2006). *Bindung und seelische Entwicklungswege.* Klett-Cotta, Stuttgart.

Brisch, K. H. (2007). *Kinder ohne Bildung.* Klett-Cotta, Stuttgart.

Brisch, K. H. / Hellbrügge, T. (2007). *Die Säugling-Bindung, Neurobiologie und Gene.* Klett-Cotta, Stuttgart.

Brisch, K. H. / Hellbrügge, T. (2008). *Wege zu sicheren Bindungen in Familie und Gesellschaft.* Klett-Cotta, Stuttgart.

Brisch, K. H. (2008). *Die Anfänge der Eltern-Kind-Bindung.* Klett-Cotta, Stuttgart.

Brisch, K. H. (2008). *Der Säugling – Bindung, Neurobiologie und Gene.* Klett-Cotta, Stuttgart.

Brisch, K. H. (2009). *Bindung und Trauma.* Klett-Cotta, Stuttgart.

Brisch, K. H. (2009). *Bindungsstörungen. Von der Theorie zur Therapie.* Klett-Cotta, Stuttgart.

Brisch, K. H. (2010). *Bindung und frühe Störungen der Entwicklung.* Klett-Cotta, Stuttgart.

Brisch, K. H. (2011). *Bindungstheorie, Sexualität und Kinder.* Klett-Cotta, Stuttgart.

Cassady, J. C. / Eissa, M. A. (2008). *Emotional Intelligence. Perspectives on Educational and Positive Psychology.* Peter Lang, New York.

Childre, D. / Martin, H. (2012). *Die HerzIntelligenz-Methode – Gesundheit stärken, Probleme meistern – mit der Kraft des Herzen*. Vak-Verlag, Kirchzarten.

Csikszentmihalyi, M. (1995). *Flow. Das Geheimnis des Glücks*. Klett-Cotta, Stuttgart.

Csikszentmihalyi, M. (1997). *Kreativität*. Klett-Cotta, Stuttgart.

Csikszentmihalyi, M. (2000). *Das Flow-Erlebnis. Jenseits von Angst und Langeweile im Tun aufgehen*. Klett, Stuttgart.

Csikszentmihalyi, M. (2003). *Kreativität: Wie Sie das Unmögliche schaffen und Ihre Grenzen überwinden*. Klett-Cotta, Stuttgart.

Csikszentmihalyi, M. (2010). *Flow – der Weg zum Glück. Der Entdecker des Flow-Prinzips erklärt seine Lebensphilosophie*. Herder, Freiburg.

Damasio, A. R. (1997). *Descartes' Irrtum*. Deutscher Taschenbuch Verlag, München.

Damasio, A. (2000). *Ich fühle, also bin ich*. List, München.

Damasio, A. (2003). *Der Spinozia-Effekt*. List, München.

Dawkins, R. (1998). *Das egoistische Gen*. Springer, Berlin.

Dörner, J. / Plog, U. (2007). *Irren ist menschlich*. Psychiatrie-Verlag, Bonn.

Dornes, M. (1993). *Der kompetente Säugling*. Fischer Taschenbuch Verlag, Frankfurt/M.

Downing, G. (1996). *Körper und Wort in der Psychotherapie*. Kösel, München.

Eichhorn, C. (2002). *Souverän durch Self-Coaching. Ein Wegweiser nicht nur für Führungskräfte*. Vandenhoeck & Ruprecht, Göttingen.

Erickson, M. F. / Egeland, B. (2004). *Die Stärkung der Eltern-Kind-Bindung*. Klett-Cotta, Stuttgart.

Freud, S. (1999) *Gesammelte Werke*. Fischer Taschenbuch Verlag, Frankfurt am Main.

Frisch, M. (2005). *Quality of Life Therapy*. Wiley, New York.

Gaertner, A. / Kothe, B. (1986). *Zur Psychodynamik der Mutter-Kind-Interaktion während der Schwangerschaft und bis zum Ende der* symbiotischen Phase. Abschlussbericht an der Breuniger-Stiftung. Kassel und Bielefeld, unveröffentlicht.

Geißler, P. (2004). Was ist Selbstregulation? Eine Standortbestimmung. Psychosozial-Verlag, Gießen.

Goleman, D. (1996). Emotionale Intelligenz. Hanser, München.

Goleman, D. (1997). Kreativität entdecken. Hanser, München.

Goleman, D. (1998). Die heilende Kraft der Gefühle. Gespräche mit dem Dalai Lama über Achtsamkeit, Emotion und Gesundheit. Hanser, München.

Goleman, D. (2005). Dialog mit dem Dalai Lama. Wie wir destruktive Emotionen überwinden können. Hanser, München.

Grawe, K. / Donati, R. / Bernauer, F. (2001). Psychotherapie im Wandel – Von der Konfession zur Profession. Hogrefe, Göttingen.

Grawe, K. (2004). Neuropsychotherapie. Hofgrefe, Göttingen.

Grossarth-Maticek, R. (2003). Selbstregulation, Autonomie und Gesundheit. Krankheitsfaktoren und soziale Gesundheitsressourcen im sozio-psycho-biologischen System. De Gruyter, Berlin.

Grossmann, K. (1987). Die natürlichen Grundlagen zwischenmenschlicher Bindungen. Anthropologische und biologische Überlegungen. In: Niemitz, C. Erbe und Umwelt. Zur Natur von Anlage und Selbstbestimmung des Menschen. Suhrkamp, Frankfurt/M., S. 200–235.

Grossmann, K./Grossmann, K. E. (2003). Elternbindung und Entwicklung des Kindes. In: Herpertz-Dahlmann, B. / Resch, F. / Schulte-Markwort, M. / Warnke, A. (2003). Entwicklungspsychiatrie. Biopsychologische Grundlagen und die Entwicklung psychischer Störungen. Schattauer Verlag, Stuttgart, S. 115–133.

Grossmann, K. / Grossmann, K. E. (2011). Bindung – menschliche Entwicklung. Klett-Cotta, Stuttgart.

Handschuh, J. (2008). Das Flow-Phänomen. Entstehung und Förderung intrinsischer Motivation am Arbeitsplatz. VDM Verlag Dr. Müller, Saarbrücken.

Harlow, H. (1972). Das Wesen der Liebe. In: O. Ewert. Entwicklungspsychologie (1972). Kiepenheuer & Witsch, Köln, Band 1, S. 128–138.

Hartmann, M. (2005). *Gefühle*. Campus, Frankfurt.

Hayes, S. / Strosahl, K. und Wilson, K. (2004). *Akzeptanz- und Kommittent-Therapie*. CIP-Medien-Verlag, München.

Heckenhausen, J. / Heckenhausen, H. (2006). *Motivation und Handeln*. Springer, Heidelberg.

Holzkamp, K. (1985). *Grundlegung der Psychologie*. Campus, Frankfurt/M.

Holzkamp, K. (1995). *Lernen. Subjektwissenschaftliche Grundlegung.* Campus, Frankfurt/M.

Holzkamp, K. (1996). *Psychologie: Verständigung über Handlungsbegründungen.* In: Forum Kritische Psychologie. Heft 36.

Holzkamp-Osterkamp, U. (1975). *Grundlagen der psychologischen Motivationsforschung 1.* Campus, Frankfurt/M.

Holzkamp-Osterkamp, U. (1976). *Grundlagen der psychologischen Motivationsforschung 2.* Campus, Frankfurt/M.

Hopkins, J. (2004). Dalai Lama – *Der Weg zum Glück: Sinn im Leben finden.* Herder, 11. Auflage, Freiburg.

Høystad, O. M. (2006). *Kulturgeschichte des Herzens: Von der Antike bis zur Gegenwart.* Böhlau, Köln.

Huxley, A. (1970). *Die Pforten der Wahrnehmung. Himmel und Hölle.* Piper, München.

Janov, A. (1981). *Gefangen im Schmerz. Befreiung durch seelische Kräfte.* Fischer Verlag, Frankfurt/M.

Janov, A. (1982). *Der Urschrei. Ein neuer Weg der Psychotherapie.* Fischer Verlag, Frankfurt/M.

Janov, A. (1984). *Frühe Prägungen.* Fischer Verlag, Frankfurt/M.

Janov, A. (1985). *Revolution der Psyche. Anwendungen und Erfolge der Primärtherapie.* Fischer Verlag, Frankfurt/M.

Janov, A. (1988). *Die Anatomie der Neurose. Die wissenschaftliche Grundlegung der Urschrei-Therapie.* Fischer Verlag, Frankfurt/M.

Janov, A. (1993). *Das befreite Kind. Grundsätze einer primärtherapeutischen Erziehung.* Fischer Verlag, Frankfurt/M.

Janov, A. (1993). *Der neue Urschrei. Fortschritte in der Primärtherapie.* Fischer Taschenbuch-Verlag, Frankfurt/M.

Janov, A. (1997). *Das neue Bewusstsein*. Fischer Verlag, Frankfurt/M.

Johnson, D. H. / Grand, I. J. (1998). *The Body in Psychotherapy: Inquiries in Somatic Psychology*. North Atlantic Books, Berkeley.

Johnson, S. (2000). *Der narzisstische Persönlichkeitsstil*. Edition Humanistische Psychologie, Köln.

Kanfer, F.H. / Reinecker, H / Schmelzer, D. (2012). *Selbstmanagement-Therapie. Ein Lehrbuch für die klinische Praxis*. Springer, Berlin.

Kast, B. (2007). *Wie der Bauch dem Kopf beim Denken hilft. Die Kraft der Intuition*. S. Fischer, Frankfurt/M.

Keleman, S. (1985). *Emotional Anatomy*. Center Press, Berkeley.

Kernberg, O. (2006): *Schwere Persönlichkeitsstörungen*. Klett-Cotta, Stuttgart.

Koch, C. (2005). *Bewusstsein*. Elsevier, München.

Kuhl, J. (2001). *Motivation und Persönlichkeit*. Hogrefe, Göttingen.

Lammers, C.-H. (2007). *Emotionsbezogene Psychotherapie*. Schattauer, Stuttgart.

LeDoux, J. (1998). *Das Netz der Gefühle*. Carl Hanser Verlag, München.

LeDoux, J. (2003). *Das Netz der Persönlichkeit. Wie unser Selbst entsteht*. Patmos, Mannheim.

Lichtenberg, J. (1987). *Die Bedeutung der Säuglingsbeobachtung für die klinische Arbeit mit Erwachsenen*. Zeitschrift für psa Theorie und Praxis 2, S. 123–147.

Lowen, A. (1976). *Bioenergetik*. Scherz, Bern.

Lowen, A. (1978). *Depression*. Kösel, München.

Lowen, A. (1979). *Lust*. Kösel, München.

Lowen, A. (1979). *Bioenergetik für jeden*. Kirchheim, München.

Lowen, A. (1980). *Liebe und Orgasmus*. Kösel, München.

Lowen, A. (1980). *Der Verrat am Körper*. Scherz, Bern.

Lowen, A. (1981). *Körperausdruck und Persönlichkeit*. Kösel, München.

Lowen, A. (1989). *Angst vor dem Leben*. Goldmann, München.

Lowen, A. (1989). *Liebe, Sex und dein Herz*. Kösel, München.

Lowen, A. (1991). *Die Spiritualität des Körpers*. Heyne, München.

Lowen, A. (1992). *Narzissmus*. Goldmann, München.

Lowen, A. (1993). *Freude*. Kösel, München.

Lowen, A. (1998). *Bioenergetik*. Rowohlt, Hamburg.

Lowen, A. (2006). *Bioenergetik für jeden: Das vollständige Übungshandbuch*. Kirchheim, München.

Mahler, M. / Pine, F. / Bergmann, A. (1980). *Die psychische Geburt des Menschen*. Fischer Taschenbuch Verlag, Frankfurt/M.

Marlock, G. / Weiss, H. (2006). *Handbuch der Körperpsychotherapie*. Schattauer, Stuttgart.

Mayer, J. D. / Salovey, P. / Caruso, D. R. (2004). *Emotional Intelligence: Theory, Findings and Implications*. In: Psychological Inquiry Band 15, No. 3, S. 197–215.

Mertens, W. / Waldvogel, B. (2000). *Handbuch psychoanalytischer Grundbegriffe*. Kohlhammer, Stuttgart.

Möller, H. / Laux, G. / Deister, A. (2005). *Psychiatrie und Psychotherapie*. Thieme, Stuttgart.

Munzel, M. (2009). *In besseren Kreisen. Über Herzkreisläufe, Teufelskreise und bindungsenergetische Psychotherapie*. Doris Maria Schweigstill Verlag, Bremen.

Munzel, M. (2011). *Das erfolgreiche Streben nach Sicherheit. Über emotionale Bindung, Selbstsicherheit und das gehirndominierende Bindungsmuster*. Doris Maria Schweigstill Verlag, Bremen.

Nietzschke, F. (1930). *Der Wille zur Macht: Versuch einer Umwertung aller Werte*. Kröner, Leipzig.

Otto, J. H. / Döring-Seipel, E. / Grebe, M. / Lantermann, E. D. (2001). *Entwicklung eines Fragebogens zur Erfassung der wahrgenommenen emotionalen Intelligenz*. In: Diagnostica, Band 47 (4), S. 178–187.

Papousek, M. (1999). *Regulationsstörungen der frühen Kindheit: Entstehungsbedingungen im Kontext der Eltern-Kind-Beziehungen*. In: Oerter, R. / v. Hagen, C. / Röper, G. / Noam, G. (1999). Klinische Entwicklungspsychologie. Ein Lehrbuch. Beltz/Psychologie Verlags Union, Weinheim, S. 148–169.

Perls, F. (1969). *Das Ich, der Hunger und die Aggression. Die Anfänge der Gestalttherapie*. Klett-Cotta, Stuttgart.

Perls, F. (1969). *Gestalt-Therapie in Aktion.* Klett-Cotta, Stuttgart.

Perls, F. (1970). *Gestalt-Therapie. Lebensfreude und Persönlichkeitsentfaltung.* Klett-Cotta, Stuttgart.

Perls, F. (1976). *Grundlagen der Gestalttherapie. Einführung und Sitzungsprotokolle, München.* Klett-Cotta, Stuttgart.

Perls, F. (1980). *Gestalt, Wachstum, Integration. Aufsätze, Vorträge, Therapiesitzungen.* Klett-Cotta, Stuttgart.

Perls, F. (1981). *Gestalt-Wahrnehmung. Verworfenes und Wiedergefundenes aus meiner Mülltonne. Die ungewöhnliche Autobiographie des Begründers der Gestalt-Therapie.* Klett-Cotta, Stuttgart.

Perls, F. (2002). *Grundlagen der Gestalttherapie.* Klett-Cotta, Stuttgart.

Piaget, J. / Inhelder, B. (1983). *Die Psychologie des Kindes.* Fischer Taschenbuch Verlag, Frankfurt/M.

Prekop, J. (1988). *Der kleine Tyrann.* Kösel-Verlag, München.

Prekop, J. (1989). *Hättest du mich festgehalten. Grundlagen der Festhalte-Therapie.* Kösel-Verlag, München.

Prekop, J. (1990). *Kinder sind Gäste, die nach dem Weg fragen. Ein Elternbuch.* Kösel-Verlag, München.

Prekop, J. (1993). *Unruhige Kinder.* Kösel-Verlag, München.

Prekop, J. (1996). *Schlaf Kindlein – verflixt noch mal!* Kösel-Verlag, München.

Prekop, J. (1998). *Wenn ihr wüsstet, wie ich euch liebe. Wie schwierigen Kindern durch Familien-Stellen und Festhalten geholfen werden kann.* Kösel-Verlag, München.

Prekop, J. (2000). *Erstgeborene – über eine besondere Geschwisterposition.* Kösel-Verlag, München.

Posth, R. (2009). *Vom Urvertrauen zum Selbstvertrauen.* Waxmann, Münster.

Reich, W. (1969). *Die Funktion des Orgasmus. Die Entdeckung des Orgons.* Kiwi-Paperback, Köln.

Reich, W. (1989). *Charakteranalyse.* Kiepenhauer & Witsch, Köln.

Rheinberg, F. (2006). *Motivation.* Kohlhammer, Stuttgart.

Rogers, C. (1972). *Die nicht- direktive Beratung.* Kindler Studienausgabe, München.

Rogers, C. (1984). *Lernen in Freiheit. Zur Bildungsreform in Schule und Universität.* Kösel-Verlag, München.

Rogers, C. (1984). *Von Mensch zu Mensch. Möglichkeiten, sich und anderen zu begegnen.* Junfermann, Paderborn.

Rogers, C. (1991). *Die klientenzentrierte Gesprächspsychotherapie.* Fischer, Frankfurt/M.

Rogers, C. (1991). *Partnerschule. Zusammenleben will gelernt sein – das offene Gespräch mit Paaren und Ehepaaren.* Fischer-Verlag, Frankfurt/M.

Rogers, C. (1993). *Therapeut und Klient.* Fischer, Frankfurt/M.

Rogers, C. (1993). *Der neue Mensch.* Klett-Cotta, Stuttgart.

Rogers, C. (2000). *Psychotherapie aus der Sicht eines Therapeuten.* Klett-Cotta, Stuttgart.

Rogers, C. (2009). *Eine Theorie der Psychotherapie.* Reinhard, München.

Roth, G. (2003). *Fühlen, Denken, Handeln. Wie das Gehirn unser Verhalten steuert.* Suhrkamp Taschenbuch Wissenschaft, Frankfurt/M.

Roth, G. (2003). *Aus Sicht des Gehirns.* Suhrkamp, Frankfurt/M.

Rutter, M. (1978). *Bindung und Trennung in der frühen Kindheit. Forschungsergebnisse zur Mutterdeprivation.* Juventa, München.

Schmaus, T. (2012). *Philosophie des Flow-Erlebens. Ein Zugang zum Denken Heinrich Rombachs* (Münchener philosophische Studien – Neue Folge Band 30). Kohlhammer, Stuttgart.

Schulze, R. / Freund, P. A. / Roberts, R. D. (2006). *Emotionale Intelligenz. Ein internationales Handbuch.* Hogrefe, Göttingen.

Schrauth, N. (2001). *Körperpsychotherapie und Psychoanalyse.* Leutner, Berlin.

Seligman, M. (2012). *Flourish. Wie Menschen aufblühen. Die positive Psychologie des gelingenden Lebens.* Kösel-Verlag, München.

Siegel, D. / Mary Hartzell (2004). *Gemeinsam leben, gemeinsam wachsen. Wie wir uns selbst besser verstehen und unsere Kinder einfühlsam ins Leben begleiten können.* Arbor, Freiamt im Schwarzwald.

Spitz, R. (1957). *Die Entstehung der ersten Objektbeziehungen.* Klett-Cotta, Stuttgart.

Spitz, R. (1967). *Vom Säugling zum Kleinkind. Naturgeschichte der Mutter-Kind-Beziehungen im ersten Lebensjahr.* Klett-Cotta, Stuttgart.

Spitzer, M. (2003). *Selbstbestimmen: Gehirnforschung und die Frage: Was wollen wir tun?* Spektrum, Heidelberg.

Stern, D. (1991). *Tagebuch eines Babys. Was ein Kind sieht, spürt, fühlt und denkt.* Piper, München.

Stern, D. (1992). *Die Lebenserfahrung des Säuglings.* Klett-Cotta, Stuttgart.

Stevens, J. (1993). *Die Kunst der Wahrnehmung.* Kaiser, Gütersloh.

Thews, G. / Vaupel, P. (2005). *Vegetative Physiologie.* Springer, Heidelberg.

Thomä. H. / Kächele, H. (1985). *Lehrbuch der psychoanalytischen Therapie. Band 1, Grundlagen.* Springer, Berlin/Heidelberg.

Tölle, R. (2005). *Psychiatrie.* Springer, Berlin.

Tomatis, A. (1994). *Klang-Welt Mutter-Leib. Die Anfänge der Kommunikation zwischen Mutter und Kind.* Kösel, München.

Danksagung

Mein Dank gilt allen feinfühligen und unverwüstlichen, nachsichtigen und verwegenen Mitmenschen, die mich in den Jahren bindungsenergetischer Entwicklung begleitet und unterstützt haben. Vor allen anderen gilt meine uneingeschränkte Dankbarkeit meiner Frau Bettina. Ohne ihre Inspiration und Rückendeckung, ohne ihre nie versiegende Quelle mit fruchtbarer Kritik und hohem Sachverstand wäre mein Buchprojekt nicht zu realisieren gewesen. Darüber hinaus danke ich meiner Kollegin Alexandra Rothermund-Federer für ihre unbestechlichen Beiträge zu Sprache und Inhalt meiner Texte. Meine allergrößte Wertschätzung gilt außerdem Bärbel Westerhof und Carsten Krause. Ihr verdanke ich fachliche Kompetenz und fruchtbare Diskussion und ihm unschätzbare Hinweise bei der Sichtung relevanter Literatur und endlose Zuversicht, wann immer ich sie benötigte. Schließlich möchte ich einerseits Frau Grimm (freiburger graphische betriebe GmbH & Co. KG) und Frau Winkler (cs print consulting GmbH) für ihre warmherzige und professionelle Umsetzung danken und andererseits von ganzem Herzen Herrn Otto Ziegelmeier (Lektorat.org), dessen Lektorat sich als Glücksfall erwies.